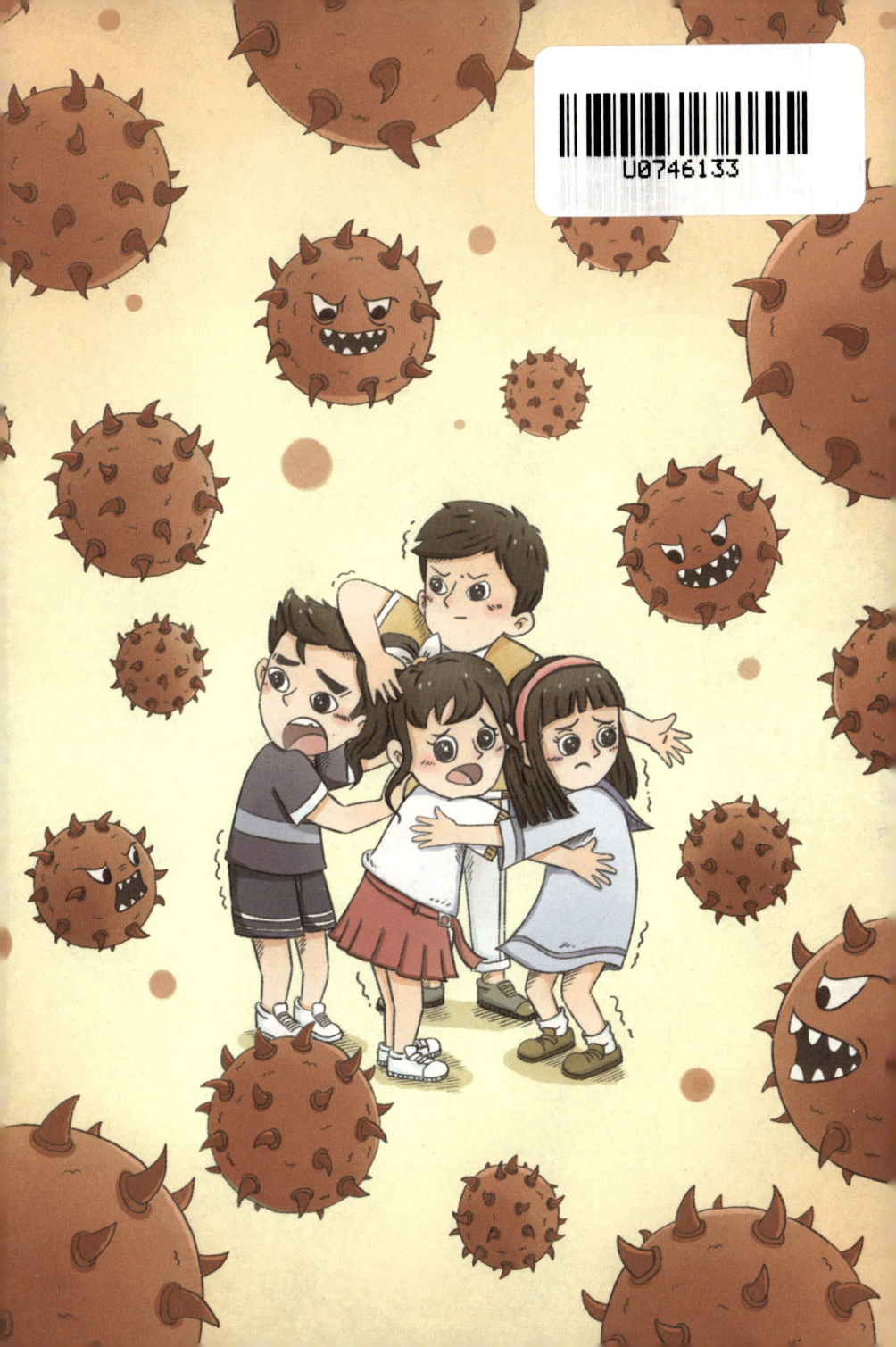

小茯苓的奶奶得了流行性感冒，病情危急。本书通过两条故事线展开讲述，一条故事线是现实世界，讲述邱爸爸用中医药救治奶奶；另一条故事线是在虚拟世界，讲述小茯苓和小伙伴们穿越到奶奶身体中，认识了白衣将军，小圆、大胖和军师，遭遇了恐怖的黑色魔王和带着利刃的花球，还有神秘的老爷爷和年轻女子，他们究竟是谁？小茯苓和小伙伴们能否打败黑色魔王，救回奶奶？请走进《未知的使命》，一起完成这神秘的使命。

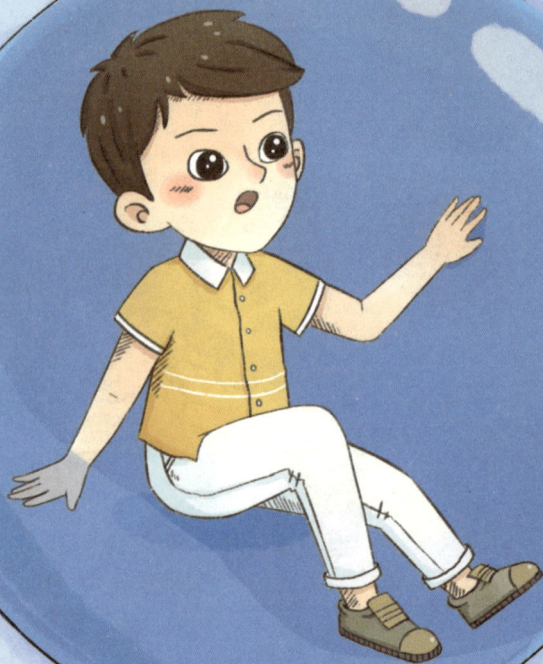

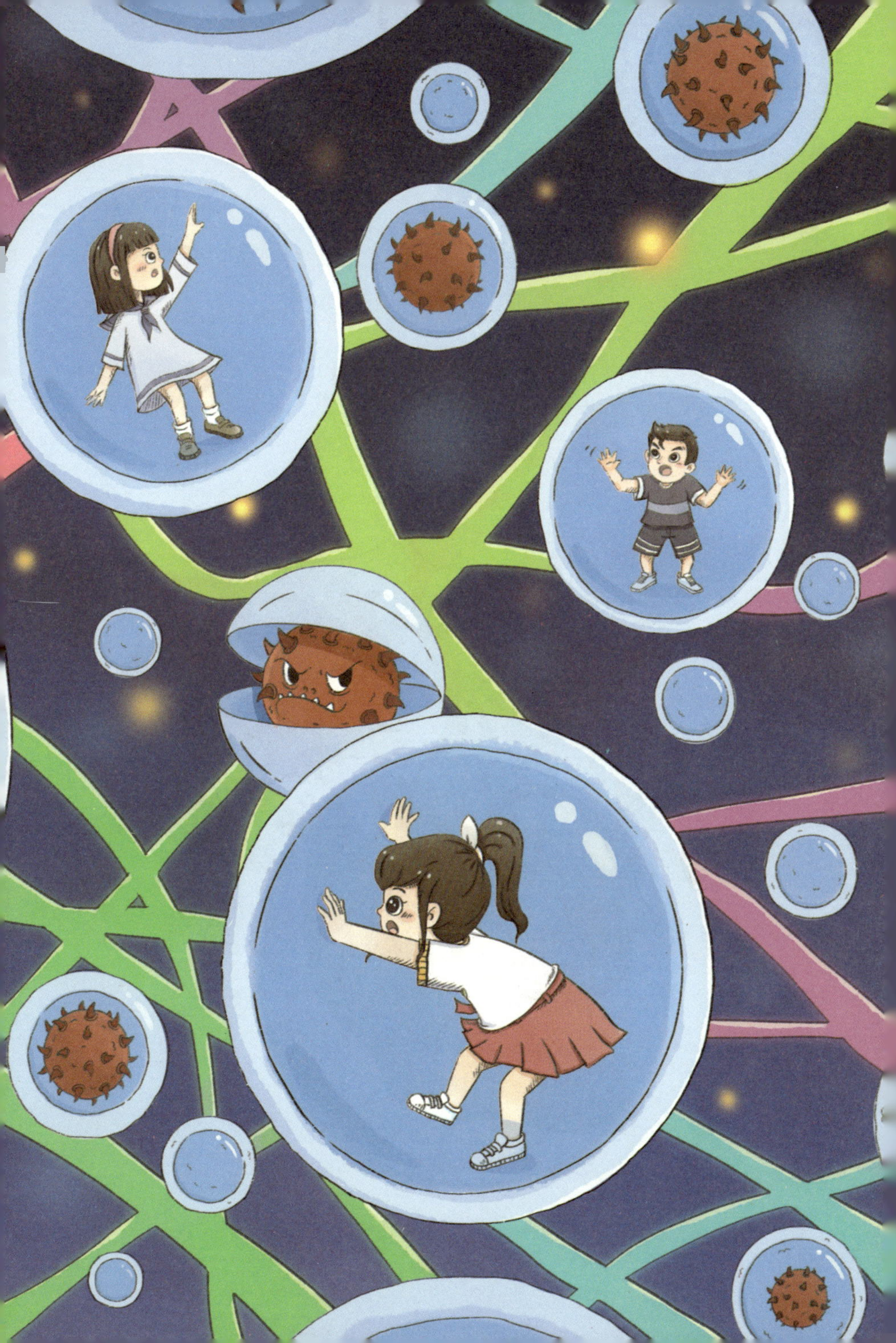

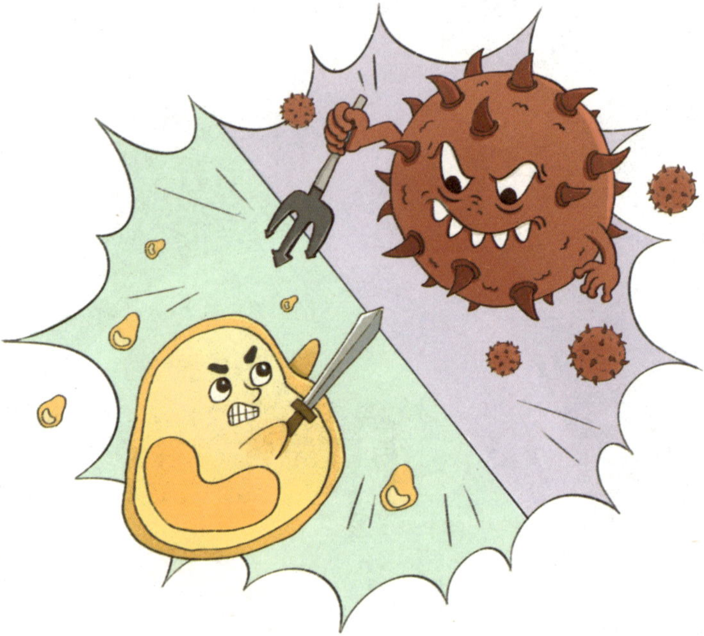

小茯苓

　　小茯苓的爸爸是位中医大夫，给她起了个名字——小茯苓，希望她能像松树旁的茯苓一样充满灵气。小茯苓从小就与别人不一样，她的小脑袋里充满了各种稀奇古怪的想法，总是做着与众不同的事情。在小伙伴心目中，她是个标准的"女汉子"，路见不平，拔刀相助，但有点小粗心，也有些小急躁。

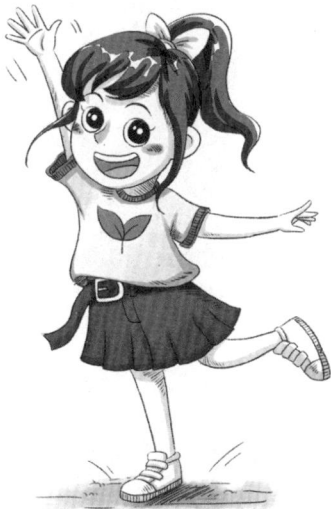

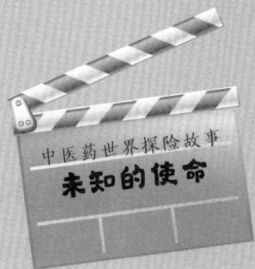

中医药世界探险故事
未知的使命

人物介绍

- 小茯苓
- 田小七
- 毛毛
- 林夏夏
- 邱爸爸
- 小圆
- 大圆
- 白衣将军
- 军师
- 黑色魔王
- 大胖
- 药公公
- 药婆婆

田小七

小茯苓心中的偶像，高高的帅小伙，爱帮助别人，幽默风趣，知识渊博。虽然看起来很自信，但害怕失败，不敢挑战新事物，只愿意做那些有把握的事情，小茯苓能改变他吗？

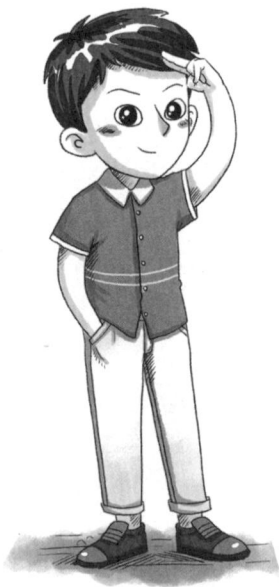

毛毛

小伙伴心目中标准的调皮孩子，自认为是个学渣，但好奇心强。在探险的过程中，他状况百出，却也领悟到知识的神奇魅力，面对强悍自己多倍的敌人，他能否化险为夷呢？

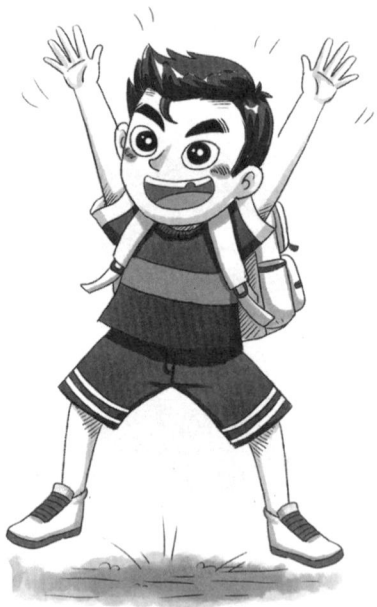

林夏夏

毛毛口中的"大小姐"，大家心中的乖乖女，胆子小，身体弱，刚开始探险时，总会出一些让人担忧的状况。这样一个文静胆小的女孩子，能跟随小伙伴们完成探险任务吗？

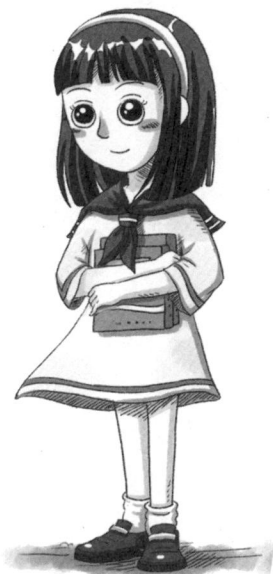

邱爸爸

小茯苓的爸爸，一位中医大夫。工作之余，他经常去贫困山区义诊，不仅有着精湛的医术，更有一颗慈善的内心。

小圆

圆圆的身影，软萌的声音，是幼年体细胞的代表。

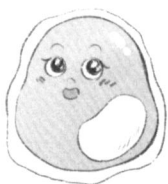

大圆

圆圆的身影，与小圆父母的工作一样，是成年体细胞的代表，始终勤勤恳恳地为人类身体城堡工作。

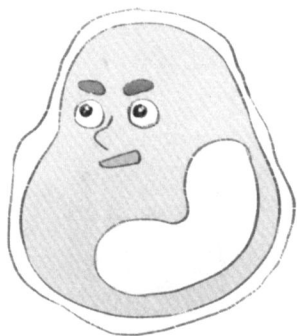

白衣将军

傲慢而又自负，但坚定地守护着这座城堡。他气宇轩昂，高大魁梧，披盔戴甲，身着白色战袍。

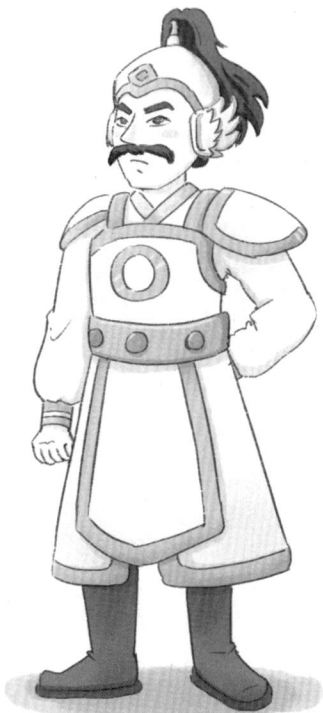

军师

一位长须老者，身着长袍，双眉低垂，双手过膝，慈眉善目，性格沉稳。

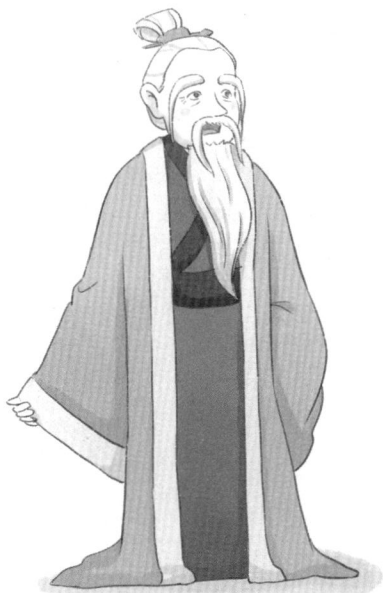

黑色魔王

身体壮硕，头戴黑色花冠，身披黑色铠甲，外披红色锦袍，嘴角显狞（níng）笑，十指留长甲，眼中露凶光，犹如一个生活在黑暗中的恶魔，让人不寒而栗。狡猾、阴险的他，时而楚楚可怜，时而凶狠无常，变化多端，令人捉摸不透。

大胖

巨大怪物：是巨噬（shì）细胞的代表，一般为圆形或椭圆形，并有短小突起，伸出多个触角（较长伪足呈不规则形）。它是免疫系统的第一道防线，可以吞噬被病毒感染的体细胞。

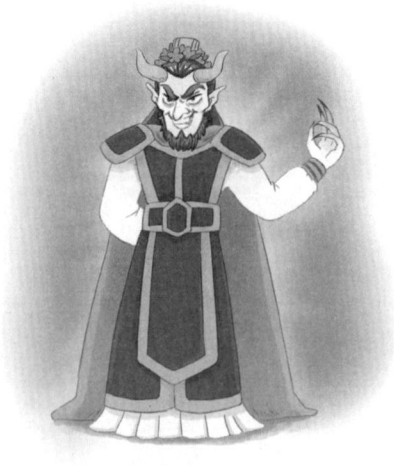

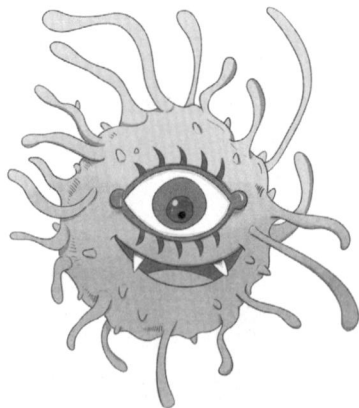

药公公

身着长衫，八字眉毛，额头凸出，嘴唇有些厚，时常摇着把破扇子。

药婆婆

年龄尚轻，是位柔弱的女子，有着白净的面容和一双水汪汪的眼眸。

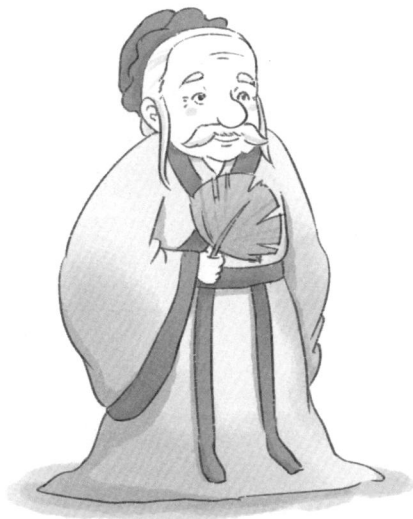

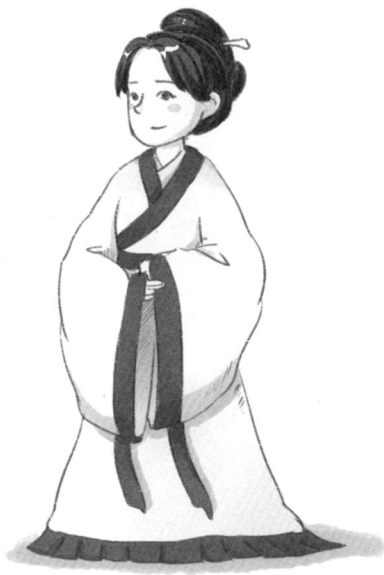

目录

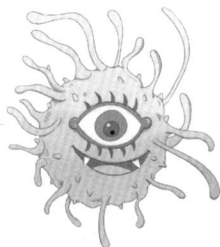

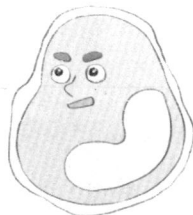

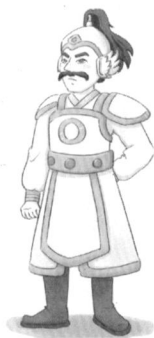

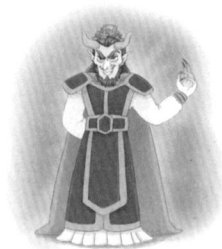

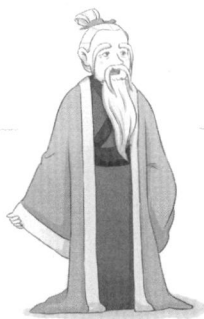
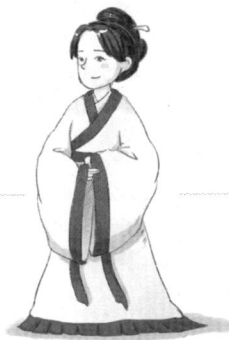

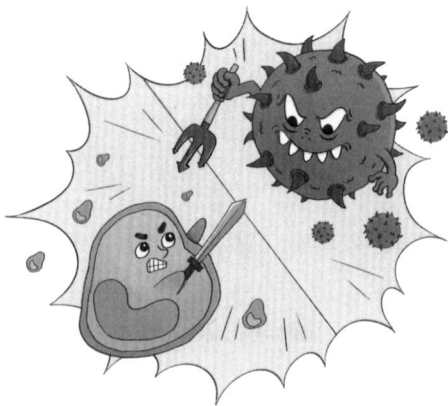

　　随着耳边呼啸的风声，小茯苓感觉身体直直地向下坠落，她抑制住恐惧，睁开眼一看，发现自己正坠往一个巨大的黑洞中，这黑洞将黑暗急速扩大，无限延伸、深不见底、漫无边际，充满了未知的恐惧和神秘！

　　小茯苓被吓了一跳，赶紧闭上眼睛，又担心，又疑惑，这是要回到现实世界了吗？如果不是，那又要到哪里去呢？

　　"小茯苓！咱们会不会摔死呀？"耳边传来林夏夏的尖叫声，她在坠落中拼命伸出双手，想抓住些什么，但什么也抓不到，坠落的速度实在太快了。

　　"我觉得这像是回到现实世界的路！"毛毛大声喊着，他倒是乐观得很。

　　"小七！小七！你在哪里呀？"小茯苓没有听到田小七的声音，不由得心头一紧。

　　"小茯苓，别担心，我在！不过我一直在思考，难道这就是宇宙中的黑洞吗？"田小七的声音终于传了过来。

　　"我说小七同学，这都什么时候了，你就别思考了，我告诉你……哎哟，我的妈呀！"毛毛的话还没说完，就在坠落和惨叫声中戛（jiá）然而止了。

　　"毛毛，你怎么了？快说话呀！"小茯苓喊叫着，但话音未落，感觉自己也被紧急"着陆"了，好像突然跌落到了一个什么地方，软软的、黏糊糊的。

　　小茯苓总觉得不太舒服，但好像也没有受伤。她慢慢爬起来，手上不知道粘了些什么东西，黏黏的，她一边习惯性地在衣服上蹭着手，一边看向周围，黑漆漆的，伸手不见五指，心里想着：这是粘了些什么？

　　"哎哟！哎哟！"毛毛的呻吟声再次传了过来。

　　"毛毛，你还好吧？"小茯苓紧张地问。

　　"应该没事吧，就是感觉身体特别不舒服，到处都是黏糊糊的东西，这都是些什么呀？咱们不是回到现实世界了吗？这里可真不像人间。"毛毛叹着气。

　　"夏夏、小七，你们在哪儿？"听到毛毛的回话，小茯苓暂时放下心，接着找其他人。

　　"小茯苓，我和夏夏都在这里，你别担心！"田小七的声音传了过来。

　　听到田小七的回答，小茯苓放了心，但一道强光突然射了过来，让小茯苓的心又提了起来。

　　小茯苓赶忙用手遮住强光，透过指缝隐约看到无数个巨大的刷子冲大家快速刷了过来。

　　"快跑！"毛毛大声喊道。

　　"快躲开刷子，趴到刷子下面去！"田小七看到这种场景，思考了一下，赶紧大声提醒大家。

　　小伙伴们立刻四下散开，快速躲到这个巨大刷子的下面，刷子快速地扫了过去，小伙伴们趴在那里，总算是逃过了一劫。

　　小茯苓这才松了一口气，她双手往地上一撑，刚想站起来，但不知道触动了什么机关，耳边突然传来一阵阵刺耳的警报声！

史前怪兽

　　"这是什么声音呀？这么刺耳，快把它关掉！"毛毛拼命捂住耳朵喊道。

　　小茯苓也使劲捂着耳朵，这个声音太刺激神经了，立刻起了一身鸡皮疙瘩（gē da）。

　　"快！快关上！"毛毛踉踉跄跄地爬起来，不知道为什么他的反应非常强烈，手指头都恨不得塞进耳朵最深处，但是这个声音就像一把无形的锥子，顺着缝隙，直接钻入他的头颅、心脏，他快受不了了。毛毛强撑着，到处找开关。

　　突然，又是一道强光射了过来，小茯苓捂着耳朵、皱着眉头，隐隐约约看到强光后面出现了一个巨大的怪物，说来也奇怪，随着怪物的出现，刺耳的警报声也戛然而止了。

　　这个巨大的怪物，身形圆圆的，在空中不断挥舞着无数只可怕的触手，四处搜寻着什么。猛然间，它发现了小茯苓，于是快速移动着，向小茯苓步步逼近。

"天呀！这什么东西？史前怪兽吗？它身上怎么还有这么多只手？"毛毛也看到了这个巨大的怪物，他震惊地看着这个怪物，眼前的一切已经严重超出了他的认知。

"我觉得这不是史前怪兽，但怎么感觉它这么熟悉呢？圆形、身上有短小突起，这难道是……应该不会的！不会的！"田小七好像想到了什么，但他快速否定了自己，于是又把话咽了回去。

"田小七，你想起什么了？"小茯苓看着田小七，充满疑惑，她感觉田小七应该认出了这个怪物，但为什么不说出来呢。

说话间，怪物已经移动到小茯苓跟前，它伸出全部的触手，在灯光下显得格外巨大，突然，这些触手一起向小茯苓袭来。

小茯苓吓得根本来不及思考，本能地做了一个前滚翻，就地一滚，躲过了伸过来的触手，滚到怪物的背后去了。

只见那怪物扑了空，但又快速转过身，再次向小茯苓发起了进攻。

"小茯苓，你滚得好快！别看这个怪物个头挺大，动作倒是挺灵活，还真是个灵活的胖子！"毛毛虽然很害怕，但也没耽误了他的"点评"。

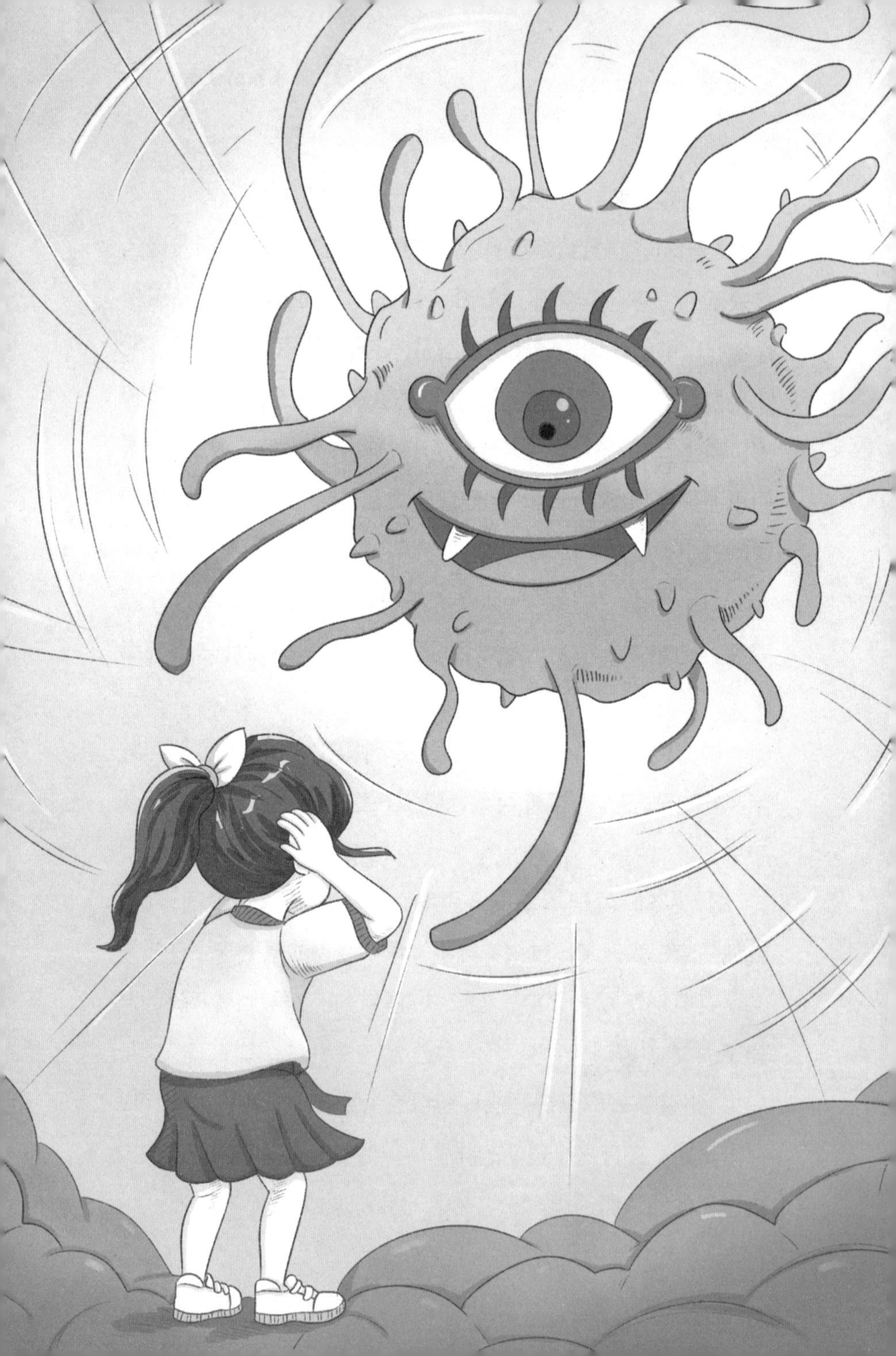

田小七脱下衣服，抛向怪物，这成功引起了怪物的注意，它迅速伸出触角抓住了飞来的衣服。但奇怪的是，怪物的触角一接触到衣服，马上又收了回去，将衣服抛在一边，很显然它对衣服并不感兴趣。

"小茯苓，我看这个怪物貌似只对咱们这样的活物感兴趣！"毛毛的话瞬间让每个人都格外紧张了起来。

那怪物气势汹汹，又重新发起进攻，这次它加大了攻势，恶狠狠地张开全部触角，再次向小茯苓袭来。

小茯苓望着这个挥舞着触角的巨大怪物，感觉心脏怦怦直跳，她想逃跑，但回头一看，发现自己已进入了一个狭小的空间，没有退路了。

"小茯苓，我来引开它，你快跑！"毛毛见状冲了过来。

"不行！毛毛！你别管我！你快走！"小茯苓声嘶力竭地喊着。

"我才不怕呢！你知道我可是练过的，你放心！"毛毛喊了几声，在怪物身后摆出架势，仿佛要和这怪物决一死战。

可那怪物并没有把毛毛放在眼里，它毫不在意毛毛的挑战，继续挥舞着所有的触角，齐刷刷地向小茯苓伸了过来。

小茯苓心想完了，看来这次是真的躲不过去了，她只好捂住头、闭上双眼，绝望地等待着这一可怕时刻的到来。

"小茯苓！快跑！快跑呀！"林夏夏撕心裂肺地喊着。

"臭怪物！快放开她！有本事冲我来！"毛毛紧闭着双眼，强忍住心中的恐惧，一边乱喊着，一边在空中拼命舞动着双手，想要引起那怪物的注意，救下小茯苓。

这时田小七也加入进来了，他使劲挥舞着双手，想引起怪物的注意。

但令人惊异的是，怪物突然停止了进攻，它好像听到了什么声音，愣了一下，猛地调转方向，朝着黑暗处跑去。

小伙伴们面面相觑（qù），不知道为什么？

"毛毛，怪物跑了！怪物为什么跑了？"田小七不相信地揉了揉自己的眼睛，拍了拍还在舞动着的毛毛。

"怪物呢？快出来！我要和你决一死战！"毛毛正喊得酣畅淋漓，被田小七这一拍，停下动作，睁开眼睛观察四周，静悄悄的，什么都没有了！毛毛这才松了一口气，但也不免有些遗憾，感叹着自己空有一身"绝世武功"，却没有用武之地。

"小七，怎么回事？"小茯苓四处寻找怪物的踪影，但一点也寻不到了。

"是不是被我的气势吓跑了？"毛毛自信地说道，但没有人接毛毛的话，大家都觉得这不太可能。

"这个怪物好像听到了什么召唤，跑了！"田小七沉思片刻，他刚才观察了那怪物，仿佛是被什么给呼唤走的，但自己却什么也没有听到。

"小七说得有道理，我刚才听到了一个声音。"毛毛的话让田小七一惊，"真的有声音？我怎么没有听到？"

"毛毛，你又吹牛！"林夏夏不信毛毛的话。

"夏夏，我真的听到了，一个从未听到过的声音，我没有骗你们！"毛毛不服气地争辩着。

"我确实也看到那个大怪物好像听到了什么，突然停止了进攻，然后快速地跑了。毛毛，你真的听到了？那你听到什么了？"田小七半信半疑地问。

"什么真的假的！我就是听到一个声音，刚刚跟你们说过了。"毛毛很严肃地说着，他从来没有这么严肃过。

"小茯苓，你没事吧？"林夏夏拉起小茯苓，紧张地上下打量着她，生怕她被怪物伤到。

"夏夏，我没事，放心吧！"小茯苓拍拍身上，心有余悸。

"我觉得咱们两个爷们可以过去看看！"毛毛拍拍田小七，他感觉意犹未尽，想尽快参加新一轮"大战"。

"咱们是得去看看。"田小七也不明白，他看看远处，又看看毛毛，满脑子的疑问，到底是谁的召唤能让这个怪物放下唾手可得的猎物，快速消失的呢？毛毛到底听到了什么声音？为什么大家都没有听到呢？毛毛的样子的确不像是在撒谎。

　　小茯苓环顾四周，黑漆漆、静悄悄的，安静得有些可怕。

　　在这寂静的环境中，田小七也心生恐惧，突然不远处出现了一缕微弱的光，散发出无限的吸引力。他产生了强烈的好奇心，便悄悄地跟了过去，这个东西很小、很圆，在空中慢慢游动着。

　　"这又是什么呢？"田小七不由自主地走过去，仔细观察着这个小物体，很像小时候玩过的花球，它通体暗红，透着阴暗的光，四周有一圈锋利的爪甲，让人不寒而栗。

　　田小七凑得更近了，他充满好奇，想好好观察观察，判断一下这到底是什么？

　　但这个暗红色的花球竟然开始变亮，由中央生出了两个黑洞，两个黑洞又生出了两个亮点，然后这两个亮点变成了两只眼睛，化成一张极其恐怖的脸，冲着田小七狞笑起来！

诡异的花球

"啊!"田小七大吃一惊,他吓得往后倒退几步,瘫坐在地上。花球嗖的一声,消失在黑夜中。

"你怎么了?"毛毛跑过来,扶起田小七,气喘吁吁地问。

"有一张脸!在那个球上!"田小七变得有些语无伦次,指着花球消失的方向说。

"脸,什么脸?是人脸吗?"毛毛问。

"不知道,不知道。"田小七从未出现过这个样子,他语无伦次,一个劲地摇头说:"太恐怖了!你没见到那张脸,太可怕了!"

毛毛很奇怪,自己第一次看到田小七充满恐惧的样子,在他的记忆中,田小七的胆子挺大的,没见他被吓到过,这到底是一张什么样的脸,能把田小七吓成这样?

还没等毛毛想通这个问题，那边又传来了林夏夏的尖叫声。

"你又怎么了？夏夏！"毛毛无奈地说，他虽不习惯田小七的恐惧，但早已习惯了林夏夏的惊吓。

听到声音，小茯苓也望向林夏夏，只见她颤抖着，旁边站着一个矮矮胖胖的身影。

"妖怪！妖怪！快救我！快救我！"林夏夏声嘶力竭地喊着。

"夏夏，别叫了，我们来了！"毛毛拉着惊魂未定的田小七跑了回来。

可林夏夏依旧捂着脸尖叫着，她旁边有一个矮矮胖胖的物体在不断地发出光。

"怪物，快接我一招无影腿！"毛毛见状，飞起一脚，他把所有的力气都集中到这只脚上，好像要把刚才没能使出的力气全部用上。

毛毛这一脚力气极大，只见这个矮矮胖胖的物体立刻倒在地上，发出一声惨叫！

"怪物！再吃我一记铁砂掌！"毛毛见怪物如此不经打，顿时斗志猛增，又挥舞起拳头，想要继续打过去。

"别打我了！别打我了！我又没惹你！为什么打我呀！"从那个矮矮胖胖的物体上传来一阵求饶声，居然是个软软萌萌的声音。

听到这个软萌的声音，毛毛不由得停下了拳脚。那个矮矮胖胖的物体趁机挣扎着爬起来，带着哭腔说："你为什么打我呀！我又没惹你！"她抽泣着，又指着林夏夏抱怨道："还有你，明明是你踩了我，还叫我妖怪，你才是妖怪呢！你们一家子都是妖怪！"

毛毛定睛一看，在这个矮矮胖胖的身体上有一双大眼睛，长长的睫毛上正挂着晶莹的泪珠。

"那你到底是谁？"毛毛问。

"这是我的家，是你们闯进来的，应该问问你们是谁才对？是不是你们掳走了我的父母？"矮矮胖胖的物体抽泣着问。

"你的父母？"毛毛感觉不可思议，毫不客气地上下打量着，但直觉告诉自己这应该不是个坏东西。

"你怎么能这么说话！"矮矮胖胖的物体被气坏了。

"我们是人类，你不是人类吧？"眼看要吵起来，小茯苓赶紧接过话。

"人类？人类是什么？"矮矮胖胖的物体被问蒙了。

"人类？这个……有点不太好解释。那你叫什么？"小茯苓见沟通无效，只好换了一种方式。

"我叫小圆。"矮矮胖胖的物体擦了擦眼泪。

"小圆，圆圆胖胖的，还挺名副其实！"毛毛忍不住笑了。

"可你也不瘦呀！"小圆不服气地反驳着毛毛。

"小圆，那你在这里干什么呢？"见毛毛和小圆又要吵起来，小茯苓赶紧接着问。

"我本来是跟父母一起出来工作的，可刚才一转眼的工夫，他们就不见了！"小圆想到这里，又急哭了。

"别急，别急，我们帮你找父母！"小茯苓一想到自己与父母的分离，顿时觉得心痛不已，她决定要帮助小圆找到父母。

"小茯苓，你还帮她找父母，咱们自己都不知道在哪里呢？也不知道还能不能出去？"毛毛表示不能理解。

"咱们得帮小圆找到父母，没有父母的孩子太可怜了。"林夏夏反应过来，悄悄为刚才的失态而感到抱歉。

"好吧，好吧，就听你们的，反正咱们也出不去了，是吧，小七。"田小七目光呆滞，依旧没有回过神来，他好像没有听到毛毛的话，一点反应都没有，毛毛顺手拍了一下他。

"啊！"这一拍把田小七唤醒了，他茫然地望着毛毛，可心中始终忘不了那张脸，尤其是那双眼睛，特别深邃（suì）、特别黑暗，仿佛一对视，对方就会把自己吸入一个无底的黑洞中。

"小七怎么了？"小荻苓问。

毛毛把田小七刚才的经历说了一遍，最后加了一句话，"小七，至于吗？不就是一张脸吗？多少张脸过来都惊不动我毛哥！"毛毛有些瞧不起田小七。

"毛毛，你又没见到那张脸，说不定真的很恐怖！"小荻苓相信田小七，他绝不是个胆小的人。"咱们一起帮小圆找她的父母吧！小圆，你父母是怎么不见的？你们是在哪里失散的？"

"就在这里！刚才我跟着父母来到这里工作，爸爸让我待在这里，我正在一边玩，只一会儿的工夫，我回头叫爸爸、妈妈，可没有回音。我再找他们，他们就都不见了！"小圆哭诉着。

小荻苓往前追了几步，出现了一个岔路口。

"离开这里，有几条路？"小荻苓回头问小圆。

"应该有两条路，左边一条、右边一条。"小圆抹了抹眼泪，走向前指着说。

"毛毛，你和田小七走这一条，我和夏夏，带着小圆走另一条。"小荻苓看了看两条路，黑漆漆一片，都看不到深处，谁也不知道究竟会遇到什么。

"小荻苓，那可不行，我们两个男孩子要分开走，我们要保护你们，这样，我和小荻苓带着小圆，田小七带着林夏夏。"毛毛不放心，重新对队伍进行了分配。

"就按照毛毛说的吧。"田小七表示赞同，他也不放心两个女孩。

小茯苓急着帮小圆找父母，点头后就带着小圆和毛毛跑入了第一个岔路。

小路黑漆漆的，仿佛在无限延伸，但又不知能通向哪里。

"小圆，你别担心，我们一定会帮你找到父母的！"小茯苓的话音未落，前面就出现了一个身影，也是圆圆的，和小圆很像。

小圆看到之后，惊喜地跑过去，大喊着："那是我妈妈！妈妈！妈妈！"

那个身影却像雕塑一样，一动不动。

"妈妈你怎么了？"小圆已经跑到身影的旁边，她惊异地发现妈妈紧闭着眼睛。

"小圆，别动！"小茯苓突然感觉一阵心悸，心中阵阵不安，她快步走到小圆身边，想拉住她。

可小圆还在使劲摇着妈妈，撕心裂肺地喊着："妈妈！妈妈！你怎么啦！快说话呀！"

突然，小圆妈妈眼睛动了动，勉强睁开了一点，嘴巴也动了一下，传来微弱而焦急的声音："孩子，快，快跑！"

走过来的小茯苓听见了最后一句话，她的不安得到了证

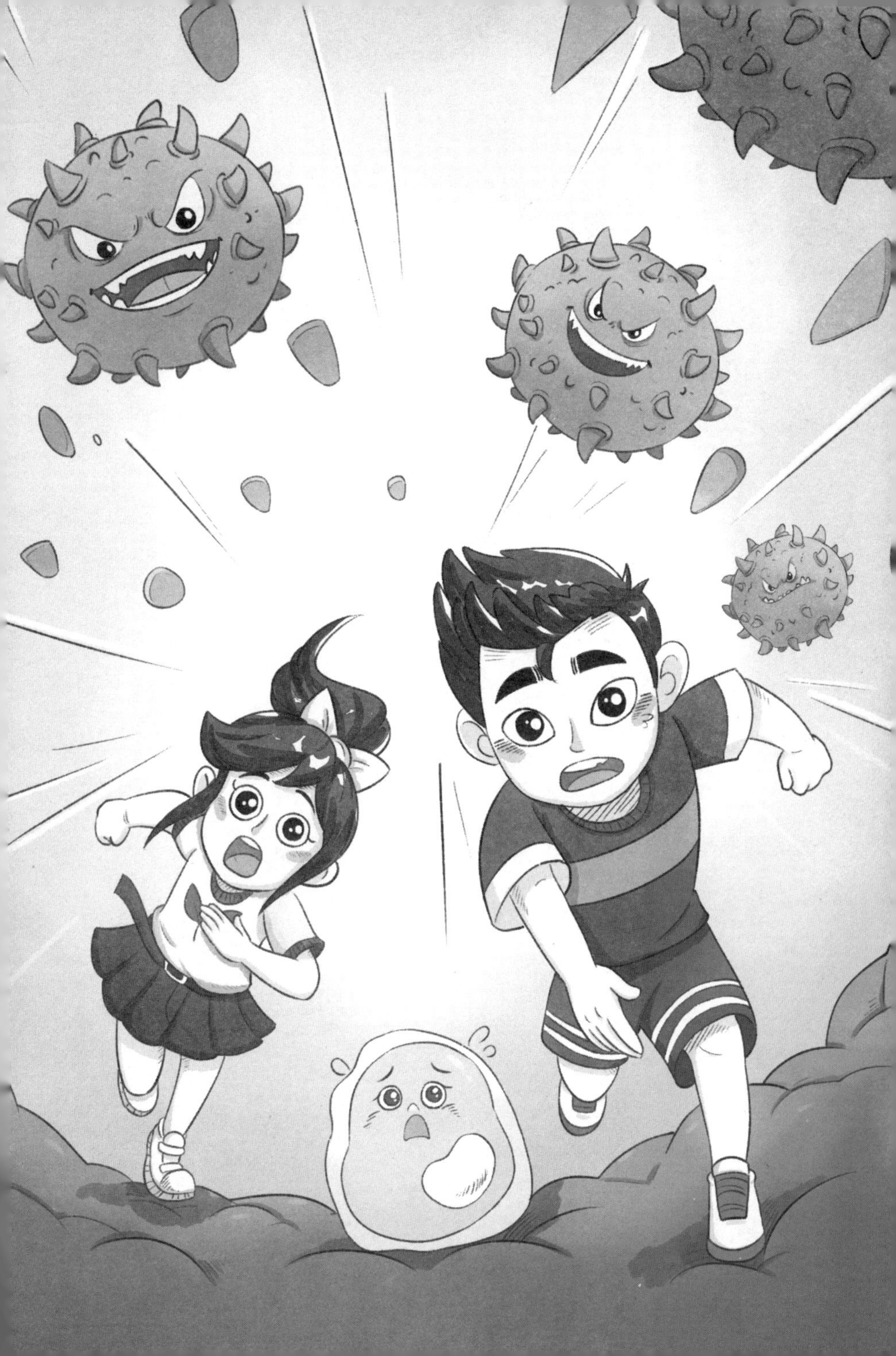

实，于是她拉起小圆想赶紧跑开，可小圆使劲挣开小茯苓的手说："无论怎样，我要和妈妈在一起！"

　　就在这时，小圆妈妈的身体开始膨胀，不断变大，猛然间"砰"的一声巨响，她的身体炸成了碎片。在碎片中，飞来无数个闪着诡异寒光的花球，直冲小茯苓和小圆飞了过来！

花球的秘密

"小茯苓，快闪开！这就是那个吓坏小七的花球！"毛毛认出来了。

"快跑！"小茯苓拉起小圆飞奔起来，但花球的速度更快！可怕的花球狞笑着，甩出锋利的爪甲，快速冲了过来！

毛毛眼见躲不过去了，他脱下外衣，罩住小茯苓和小圆，紧紧护着她们，一起扑倒在地上。

"毛毛，毛毛，你快压死我们了！"小茯苓感觉外面没有声音了，好像并没有被花球伤害，但快被毛毛压扁了。

"都走了吗？"毛毛撑开一点空隙，外面很安静，他翻身起来，所有的花球都消失了，周围一片寂静。

"这些花球为什么跑了？"小茯苓问，但是没有人能回答，谁也不知道这些可怕的花球来自哪里？又去了哪里？

"妈妈！妈妈！"小圆哭着喊着，但是这一次，妈妈再也不能回答她了。

小茯苓也流下了眼泪，她不知道该如何安慰小圆，只能紧紧抱住她。

"小圆，别哭了，我带着你去报仇！"毛毛很同情小圆，也很痛恨这些花球。

小圆倔强地挣脱出小茯苓的拥抱，坚定地说："我一定要给妈妈报仇！"

"小圆，咱们先去找你爸爸！"小茯苓看着小圆。

小圆什么也没有说，只是点点头，擦了擦眼泪，继续走向小路深处。

"这条路通向哪里呀？"毛毛感觉太安静了，他有意找个话题和小圆聊聊。但小圆除了抽泣，一句话也不说。

"等等！"毛毛警惕地站住了。

"怎么了，毛毛？"小茯苓问，毛毛最近变得神神秘秘的。

"嘘！"毛毛屏住呼吸，他好像在听着什么。

"我听到声音了，它们应该就在附近！"毛毛神秘地说，"这些可怕的花球可能就在附近！"

小茯苓看着毛毛，充满了怀疑，因为自己什么都没有听到。

毛毛不理会小茯苓，他完全变了一个样子，小心翼翼、蹑手蹑脚地往前走，小茯苓和小圆只能跟在后面，走路的声音稍微大一点，毛毛就回头做个制止的动作。

毛毛猛然停住了，他往后摆了摆手，示意后面也停住。

小茯苓凑过去一看，前方果然有个可怕的花球停在空中，一动不动，在黑暗中闪着微弱的寒光，仿佛在等候猎物的出现。旁边有一个高高胖胖的身影走过去，这个花球立刻甩出一个飞虎爪。

"小心！"毛毛急得喊了出来，但为时已晚，飞虎爪抓住了那个高高胖胖的身影，只听嗖的一声，可怕的花球沿着飞虎爪径直进入了他的身体中，只见那个身影一颤，就再也不动了。这一切发生得太快了！

小圆着急地跑了过去，仔细一看，却不是爸爸。

"小圆，他是谁？"毛毛好奇地问。

"我也不认识，他是和我们一样的工作者，也被那个坏蛋给伤害了！"小圆又开始抽泣。

"快把那个花球取出来，要不他会没命的！"毛毛着急了。

"怎么取出来？"小茯苓上下打量着，但是花球没有留下任何进入的痕迹。

毛毛到处找，但也一无所获，急得抓耳挠腮，"怎么办呢？这个像花球一样的坏东西进去之后，是不是就把你们给杀了？"

"不但杀我们，还利用我们的身体生出很多它们的同类，然后继续迫害我们！"小圆哭着说，眼中射出仇恨的光。

"太可恶了！放心，小圆，我们一定帮你们报仇！"毛毛恨得咬牙切齿，摩拳擦掌。

"敌人那么多，咱们三个怎么报仇？"小茯苓问毛毛。

"见一个杀一个，见两个杀一双，我就不信，杀不完它们这些坏东西！"毛毛喘着粗气，恨恨地说道。

"毛毛，说实话，咱们真不一定能杀得完它们！"小茯苓想到了什么。

"我听妈妈说，有保护我们的组织，一旦知道我们受到伤害就会出现，可能它们还没有发现这些坏东西。"小圆想起了妈妈曾经告诉自己的话。"妈妈还说，经常会有坏东西伤害我们，甚至是杀死我们，但是我们是杀不完的！没有倒下的就要继续工作下去！妈妈！妈妈！"小圆又开始呜呜地哭了起来，毛毛听着难过极了，不知道如何安慰小圆。

"对了，那我们想想办法，去找那个什么组织，让他们来杀死这些坏东西！说不定还能找到你爸爸呢！"小茯苓看着小圆说，尽力想安慰她。

"小茯苓说得对，咱们快找那个组织，给你妈妈报仇！"毛毛也赶紧接上小茯苓的话。

"我这就去找他们！我听说，他们一旦发现坏东西出现就会赶来。"小圆擦擦眼泪，准备开始寻找保护他们的组织。

就在这时候，周围已经悄然出现了一个个可怕的花球，谁也没有意识到，他们已经被这些坏东西团团围住了。

"那他还能抢救吗？"毛毛还想救一下那个被花球进入的身影，他不想放弃。

"应该不行了，我妈妈说那个坏东西一旦进入我们的身体，就开始吸走我们所有的养料，吞噬我们的身体，一旦他们吸完、吃光，进行无限复制和繁殖后，就会破开我们的身体，再去寻找新的身体。"小圆的话让毛毛感到不寒而栗。

"等等，好像不止一只，我好像又听到了那个声音！"毛毛停住了，他屏住呼吸。

"毛毛，你别吓唬人，你的听觉有那么厉害吗？我可是一点声音都没有听到呀！"小茯苓感觉不可思议，以前毛毛可从没有展现过这个天赋。

"嘘！"毛毛再次制止住小茯苓的话，突然，他的脸色煞白，颤抖着说："坏了！他们好像又来了，很多很多！"

不久，小茯苓也听到了嗡嗡飞行的声音，伴随着这个声音，一群密集的可怕花球，像乌云笼罩在空中，越逼越近。毛毛抬头望着这片"乌云"，居然发现这片"乌云"也正在凝视着自己。毛毛终于看清了那张恐怖的脸，特别是那双黑暗的、深不见底的眼睛，仿佛要把自己吸入到一个旋转着的无底黑洞中去，他撕心裂肺地大叫一声："啊！救命啊！"

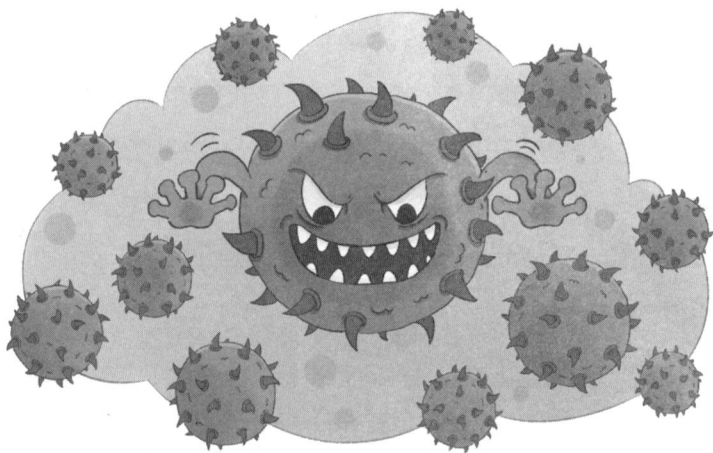

营救小圆

　　小茯苓眼看着毛毛从惊慌变成了惊恐，最后呆立在原地，像是石化了一样。她从没见到过毛毛这样。

　　可怕的花球凑近毛毛，只见花球四周锋利的爪甲快速地旋转了起来，像刽子手亮起了屠刀，在黑暗中划过一道寒光，这道寒光惊醒了小茯苓。小茯苓冲了过去，她想拉走毛毛。但毛毛已经没有任何反应了，他的眼神迷离，一动不动地站在那里，小茯苓怎么拉也拉不动他。

　　花球冲毛毛抛出了一个飞虎爪，但飞虎爪碰到毛毛的时候，却被弹了回去。花球迟疑了一下，急忙改变了飞虎爪的方向，冲小圆抛了过去。

　　小圆就没那么幸运了，她来不及躲闪，飞虎爪一下就死死地抓住了她，并嵌入了她的身体。小圆惨叫一声，花球加快了速度，带着旋转的锋利爪甲，向小圆的身体飞过去。

"不！"小茯苓急坏了，她一个箭步拦在小圆前面，用自己的身体挡住了小圆。但是，当她看到花球的那张脸时，也看到了那双可怕的眼睛，那双让田小七和毛毛惊恐的眼睛。

这是一双什么样的眼睛，小茯苓只觉自己的身体在不断旋转，仿佛被一股强大的力量瞬间吸入到一个深不见底的黑洞中。

小圆惊异地发现小茯苓也呆立在那里，犹如一座雕塑。花球得意地狞笑着，准备继续往小圆身体里钻。

"站住，你这个坏蛋！"随着严厉的呵斥声，几个高高胖胖的身影跑了过来，站成一排挡住了小圆，他们和小圆的模样一样，就是个头稍大一些。

"几个臭小子竟然也来送死！好吧，那就满足你们的愿望！"花球轻蔑地吐出几个字，并猛地从小圆身上拽回了飞虎爪，随手又抛了出去。这次飞虎爪抓住了一个高高胖胖的身影，花球接着飞过去，用锋利的爪甲割开了他的身体，直接插了进去，高高胖胖的身影立刻僵在那里，再也不能动了。

"保护好孩子！"虽然同伴被击中了，但其他高高胖胖的身影并未逃离，他们仍然聚在一起，立刻补上缺口，挡住了小圆。

这时，"乌云"中又飞出一个恐怖的花球，它故技重施，又袭击了一个高高胖胖的身影。

"不！你们别管我了，让这些混蛋冲我来吧！"小圆看着同伴们一个个被击中，难过极了，她使劲想挤出去，不想让同伴替她白白牺牲。

与此同时，摔倒到地上的小茯苓突然醒了过来，"哎呀！这是发生了什么事！"她叫了一声毛毛，毛毛没有反应，她想起掐人中，于是使劲掐了一下毛毛的人中，毛毛大叫一声："我的妈呀！"

知识点 💡

人中：人体的一个穴位，又名水沟，位于鼻柱下，属于督脉，在人中沟的上 1/3 与下 2/3 的交点处，具有醒神开窍、调和阴阳、镇静安神、解痉通脉等功用，历来被作为急救首选之要穴应用于临床。

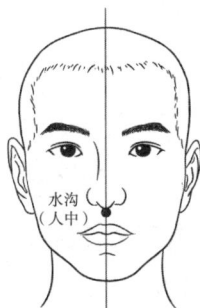

水沟（人中）

"你干什么呢？小茯苓！疼！疼！"毛毛使劲揉着自己的人中穴，大声抗议着。

"毛毛，你知道吗？刚才你一动不动，太吓人了！"小茯苓补充说，"我是因为救你，所以才掐你的人中。"

"小茯苓，那双眼睛太可怕了！"毛毛心有余悸，猛然被疼痛带回了现实，"什么是人中？这么疼，你轻点不行吗？"

毛毛揉着人中，不知道是该感谢小茯苓，还是该责备小茯苓。

"毛毛，我刚才看到你说的那双眼睛了，太可怕了！那到底是个什么东西？我差点被吸进去！"

"小茯苓，我也看到了，真的，我从来没有见过那么恐怖的眼睛，它恶狠狠地盯着我。我从来没有害怕过，不知道为什么，但这一次，我真的害怕了。"毛毛心有余悸，"对了，小圆呢？"

"小圆？"小茯苓转头找小圆，但看到小圆被好几个高高胖胖的身影挡在中央。"他们是谁？是不是认识小圆？"

"他们好像是小圆的同伴，应该是大圆，要保护小圆。"毛毛点点头并说："但是，你看那边，更大的麻烦来了！"毛毛的眉头皱了起来，他看到一个接一个的花球冲着小圆和保护她的同伴飞了过来。

这些花球以极快的速度纷纷抛出飞虎爪，但没有被击中的大圆们都没有逃离，他们紧紧依偎在一起，一动不动地保护着小圆。

伴随着小圆的哭喊声，一个个花球飞入了圆圆的身影，把他们变成了一座座沉寂的雕塑。

"小家伙，活下去，继续工作，咱们是不可能被杀完的！"还没有说完，最后一个大圆就停止了说话，小圆知道他也被花球占领了。

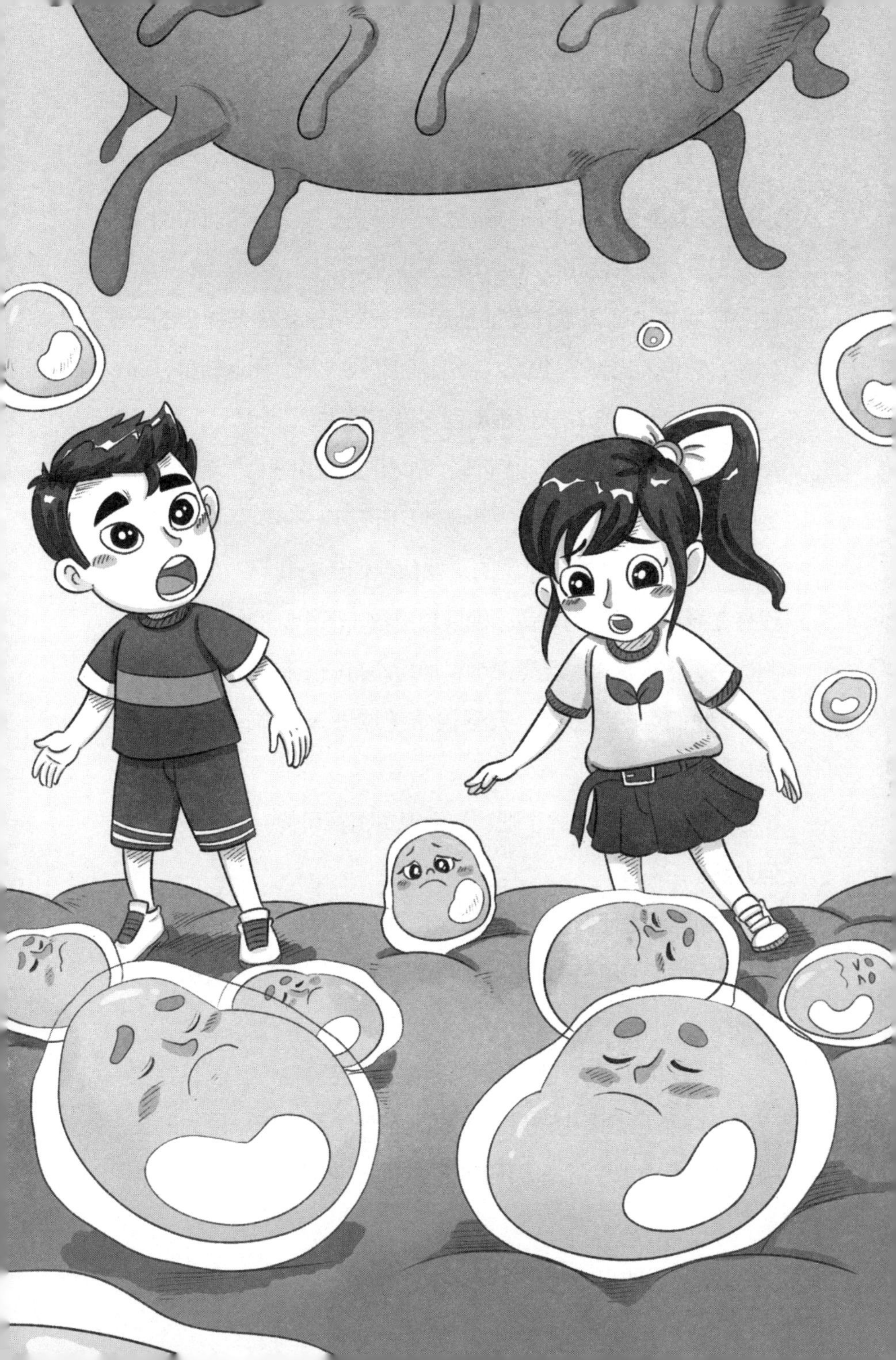

"还有最后一个小的，让我来解决吧！"又一个可怕的花球发现了小圆，便飞快地冲了过去。

它冲着小圆得意洋洋地扬起了飞虎爪。就在要抛出的一刹那，它仿佛见到了什么，突然收回了飞虎爪，飞速转身，逃之夭夭，其余几个花球也跟着四下逃窜而去。

"这是怎么了？见到鬼了吗？刚才还这么猖狂！"毛毛奇怪地问，"小茯苓，你知道吗？我刚才又听到了一个不同的声音。"

"不知道，快看看小圆的这些伙伴们还有救吗？"小茯苓没有在意毛毛听到的声音，她只想抢救一下小圆的伙伴们，她跑过去，摇摇这个、晃晃那个，但是没有一个有反应。

"他们可能没救了，只要这个花球进入身体，他们就完了！"小圆哭着说。

"唉，把他们安葬了吧！"毛毛觉得很可怜，但是没有任何办法。

"如果不是他们，我就完了！"小圆呜呜地哭着。

小茯苓不知道说什么，她看着这些大圆坚毅的身影，心如刀绞。

毛毛叹了口气，正想找个铁锹挖坑安葬他们，忽然感觉背后一阵寒意，不由得转头，看到了一个熟悉的、巨大的怪物，身上有无数的触角，正在慢慢向他们逼近！

怪物的使命

让毛毛想不到的是，这个之前突然消失的巨大怪物又突然出现了，它再次伸出无数个长长的触角。

"妈呀！这怪物怎么又回来了！"毛毛吓得一个趔趄（liè qiè），突然想起小茯苓和小圆，喊道："小茯苓、小圆，你们快跑呀！快跑呀！"

小茯苓愣住了，她也没有想到可怕的花球刚刚离去，还没等松下这口气，巨大的怪物居然又反杀回来，她护在小圆前面，心想这次可真的难逃一劫了。

只见巨大的怪物伸出触角，抓住了被花球击中的大圆们，往嘴中投进去，一口一个，熟练地吃光了所有的大圆，最后竟然还打了个饱嗝。

吃完后，巨大的怪物慢悠悠地往空中望了望，发出一个古怪的声音。

"坏了！它吃完后该吃我们了！它发出的声音是什么意思？是要召唤更多的怪物吗？"毛毛问小茯苓，但小茯苓没有回答，她正紧张地护在小圆前面。

那巨大的怪物好像意犹未尽，转过身子，又向小茯苓伸出了触角。小茯苓往后一躲，但触角却步步紧逼。怪物有些生气，便抛出触角，向小茯苓飞袭过来。

"大胖，你别伤害她！是他们保护了我！"小圆赶紧制止住巨大的怪物。

"你认识这个大怪物？"毛毛惊奇地问。

"大胖不是怪物，他的使命就是保护我们。"小圆纠正道。

"他们不是入侵者？可他们是外面来的。"大胖虽然半信半疑，但撤回了触角，向小圆伸了过去。

"他们真的不是入侵者，他们帮助了我！"小圆拉住小茯苓的手轻声说："没事，你们别怕，我认识它，它叫大胖，不会伤害咱们的！"

"小圆，你确定吗，这个大怪物长得可一点都不善良！"毛毛仍然不太确定。

这时候，大胖的触角落在小圆身上，变成了一只充满慈爱的手，慢慢抚摸着她的头。

"可怜的孩子，你没事吧，这些坏蛋又来了！太可恶了，它到处伤害你们！"大胖居然开口了，声音一点也不凶。

"大胖，我的妈妈被他们杀了，我的爸爸找不到了！还有我爸爸妈妈的朋友们都被坏蛋杀了，他们都是为了救我，丢掉了自己的性命！呜呜！"小圆又哭了。

"小圆，这个世界就是这样，我们的敌人会随时杀过来，我们也会随时面临死亡，还要不断面对分离。咱们活下来的，就必须继续工作下去，为这座城堡工作，誓死保护这座城堡！如果这座城堡不存在了，那我们也就不存在了！"大胖看着小圆，眼里充满了不舍，"小圆，我不能继续保护你了，刚才接到总部的召唤，我们的城堡被敌人全面入侵了，这次是从来没有遇到过的敌人，非常强大、非常可怕！估计又是一场硬仗！"

大胖叹了口气说："我得走了，和我的兄弟们一起战斗，虽然我们牺牲了很多兄弟，但我们不怕，我们是杀不完的！"

小圆含着泪，点了点头。

"你到底是谁呀？为什么对我们这么凶，却对她这么温柔？"毛毛好奇地盯着大胖。

"我们都是这座城堡的工作者，他们为城堡工作，而我们的使命就是保护他们！"大胖说完，毛毛好像懂了，又好像没懂。

"你这话说得，我没听明白！"毛毛还想继续问。

"我们要走了，总部又在召唤我们了，马上要打仗了，一场从未打过的硬仗！"大胖再次强调了一遍，冲着小圆招了招手，然后巨大的身影快速消失了。

"你说这个大胖不是坏蛋，可为什么把你同伴的身体都吃了呢？"毛毛很好奇地问小圆。

"大胖当然不是坏蛋，他是好人，是保护我们的好人。如果不吃掉那些同伴，他们就会像我妈妈一样，变成这些坏蛋的养料，最后复制出更多的坏蛋！"小圆的眼泪流了下来，"吃掉他们，就能连坏蛋一起消灭掉。"

"我还是不明白，受了伤就要被吃掉？那这些坏蛋是谁？你们又是谁？"毛毛的疑问太多了，他想弄个明白。

"坏蛋就是那些花球，它们是可恶的入侵者，当靠近我们时，就会抛出致命的飞虎爪，抓住我们的身体后用锋利的爪甲割开并侵入我们的身体，把我们的身体作为他们的养料，培育出更多的坏蛋！"

"它们才几个呀？怎么和你们打仗！那个大胖子，杀伤力这么强，我感觉他自己就能把它们都吃掉！"毛毛感觉花球虽然可怕，但大胖的战斗力也不容小觑。

"虽然这些入侵者看着不多，但你不知道的是，它们正在不断的复制中，而且复制得非常快。它们袭击我们，利用我们的身体制造出很多的同类，在最后达到一定数量的时候，他们就会对我们发起总攻！"小圆越说越激动。

毛毛明白了一点，但好像没有完全明白，他还想问，但看到小茯苓正在给自己使眼色，就转换了话题："刚才那个大胖子不是挺能吃的吗？让他都吃掉不就行了？"

"花球非常狡猾，大胖不一定能及时发现它们、吃掉它们。再说大胖也不能一直吃，当他吃不了的时候，吃到最后，就会选择和敌人一起毁灭。"

"毁灭？"

"是的！"

"与敌共亡？"毛毛愣住了，心中有些莫名的感动，大胖他们愿意用生命去保护这座城堡，保护小圆他们！这不就是传说中的英雄吗？可他们究竟在保护什么城堡呢？

"对了，小七和夏夏他们去了哪里？"小茯苓突然想起自己的两个好朋友，"毛毛，咱们得赶快去找找他们，还要帮小圆找找她的爸爸。"

"我不去找爸爸了，刚才我的伙伴们为了我都牺牲了……"经历了这么多，小圆好像明白了很多，她抹了抹眼泪说："妈妈曾经告诉我，我们最重要的事情就是做好自己的工作，这是我们的使命，我要回去继续为这座城堡好好工作了！这样做才能对得起他们！"小圆抬起脸，眼中依旧泪光盈盈，"我走了，你们继续走下去吧。这虽然是两条路，但最终通向一个地方，你们也快去找你们的伙伴吧，他们真的很值得我们好好珍惜！"

　　说完，小圆抱了抱小茯苓，又抱了抱毛毛，擦干眼泪，转身走了，越走越远，那小小的、孤单的、坚定的胖胖身影消失了，她要延续着爸爸、妈妈的使命，回去工作了。

　　"小圆怎么不找爸爸了？"毛毛问。

　　"或许是她感觉爸爸已经不在了，又或是她有更重要的任

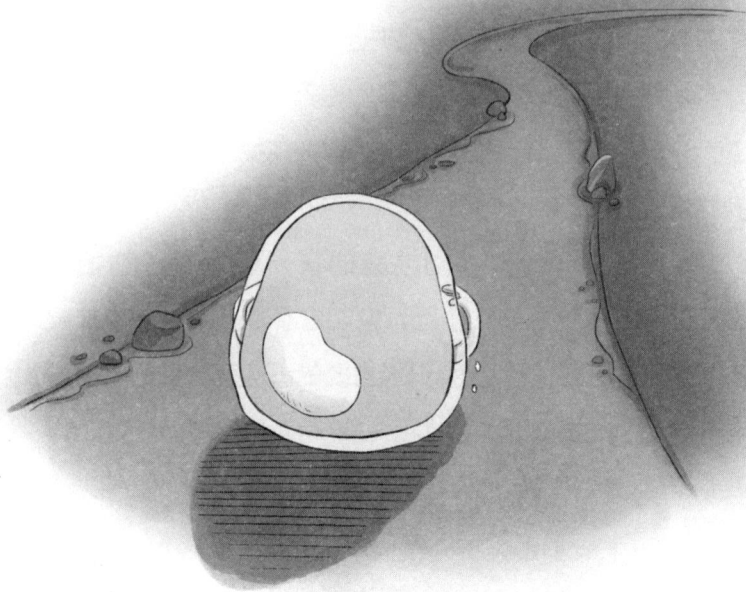

务要完成。"小荏苓望着小圆消失的方向，突然说了一句意味深长的话："或许是她真正认识到了自己生命存在的意义。"

"那我们怎么办？"毛毛依旧似懂非懂。

"咱们得去找找田小七和林夏夏，不知道他们怎么样了？"

"小荏苓，我还有一个问题，你说这个花球抛出来的飞虎爪为什么抓不住我们？"

"不知道。"小荏苓一想起花球那可怕的双眼，就感到阵阵寒意，"毛毛，这个花球的眼睛太可怕了，我再也不想看到那双眼睛了。"

"小荏苓，那双眼睛真的很恐怖，我怎么感觉望不到头呢？若是盯着看，好像要被吸入深渊一样！怎么感觉这双眼睛那么吓人呢！"毛毛也想起了那双恐怖的眼睛，不由得哆嗦了一下。

"是呀，毛毛，咱们盯着这双眼睛的时候，好像整个人都被控制住了！"小荏苓深有感触地说。

"这绝对不是一般的对手，要说我毛哥，那也算得上是胆识过人！"毛毛开始自夸。

"毛毛，你不是胆识过人，词语用得不准确，应该是胆量过人、见识一般。"小荏苓很冷静地评价了一下。

"小荏苓，你就别这么计较了，我好不容易用了个成语，你应该夸奖我才对嘛！"

"我不能扭曲事实，我只是客观评价！"

"小茯苓，你可不能跟林夏夏一样，处处打击我！我还是有很多待挖掘的优点的！"

两个小伙伴一边拌嘴，一边赶路，短暂的放松使他们重新开始了说笑。但谁也没想到的是，前方还有更可怕的事情正等待着他们。

"小茯苓，快停下！我又听到了那个声音！"毛毛停下脚步，他听着听着，额头上出现了一个个豆大的汗珠，呼吸也变得急促，紧张地望着小茯苓。

"毛毛，你别老吓唬人！这次我还是没有听到？"小茯苓依旧不能相信毛毛，她真的一点声音也没有听到。不过前几次毛毛的判断都是对的，她也不明白为什么，难道毛毛突然有了特异功能？

"小茯苓，我没骗你，这次还是那个声音，但是变得很杂、很碎，这次的数量应该很多！很多！"

"毛毛，你这话可太玄了，一点也不科学！你怎么能通过声音来判断数量呢？"小茯苓的话还没说完，就被眼前的景象吓住了，因为前面出现了一个深谷，原来在不知不觉中，他们已经穿过小路，走到了尽头，前面是一个悬崖。

毛毛走到悬崖边，往下一看，惊异地叫起来："小茯苓，你快看！你快看！"

小茯苓跑过去，往下一看，只见深谷中有密密麻麻的一大片黑色，透出隐隐的暗红色寒光，仔细看去，竟然是数不清的可怕花球，这些花球聚集成了一个进攻的阵型，蓄势待发！小茯苓不由得倒吸了一口凉气说："天呐！这是什么呀？"

奶奶的急病

"快醒醒！你快醒醒啊！你到底怎么了？"一阵阵急促的呼叫声中，伴随着抽泣。

邱爸爸迷迷糊糊的，他感觉有人在推他、摇他、喊他，他勉强睁开双眼一看，原来是小茯苓妈妈正泪眼婆娑地望着自己。这是哪里？这么熟悉？不对！这竟然是自己的家！

"我居然回来了！小茯苓呢？"邱爸爸猛然清醒了，他双肘一撑坐了起来，一把抓住小茯苓妈妈。

"我怎么知道？小茯苓呢？孩子们在哪里？你怎么自己回来了？"小茯苓妈妈哭喊着，使劲摇晃着邱爸爸。

邱爸爸挣脱开小茯苓妈妈摇晃着的双手，问："你别急！我也不知道，我这是回来了吗？是回来了吗？可小茯苓呢？他们呢？"

"我在问你呢，你不是去找孩子们了吗？你怎么没把孩子们带回来呀！你快说呀！为什么？你知不知道，你不在家的这些日子，家里发生了多少事情，我刚从医院回来！"小茯苓妈妈哭得更加厉害了，她头上生出了很多白发，嘴唇也变干裂了，脸色很憔悴，好像苍老了好多。

"我也不知道为什么会回来。"邱爸爸不知道自己是不是又做了一个梦，还是真的回到了现实的世界，他感觉一切都那么不真实。

一阵急促的手机铃声打破了两人的谈话，小茯苓妈妈走过去，拿起手机，擦擦眼泪，问："谁呀？"

小茯苓妈妈听着听着，停止了哭泣，神情愈加不安，她紧握着电话，头慢慢转向邱爸爸，带着哭腔说："孩子爸爸，你赶紧去看看奶奶，小张说她现在的情况不太好！"

邱爸爸吓坏了，他跌跌撞撞地下了床，抢过电话，急促地问："喂，喂！是小张吗？我母亲怎么了？"

"是我！邱老师，您可回来了！奶奶得了急病，师母离开之后，奶奶的状态不太好！您赶紧过来看看吧！"小张使劲压制着，但已经控制不住心底的焦虑和恐慌。

"好！好！我马上过去，你看好我母亲！我马上到！马上到！"邱爸爸急忙摔掉了电话，随便套了件衣服就踉踉跄跄地消失在黑夜里。

医院里，邱爸爸急匆匆地换上隔离衣，和一个人撞了个满怀，这个人正是小张大夫，他是个实习大夫，一直跟着自己学习。

"邱老师，您终于来了，快去看看奶奶吧！"

"情况怎样？"

"奶奶现在正在观察着，我挺担心。"

"没事，我去看看，给药了吗？"

"常规的西药都用上了，但是老师，中药该怎么开？"小张望着邱爸爸问。"看奶奶的情况，应该是感染上了这一波的流行性感冒（简称流感），咱们是不是要用抗病毒中药，我刚刚给奶奶用了清热解毒的板蓝根，它也有抗病毒的作用。"

邱爸爸停下脚步，并没有接小张大夫的话，反问道："你用板蓝根了？那你辨证了吗？"

> **知识点** 💡
>
> 　辨证：中医看病需要进行辨证论证，根据望、闻、问、切四诊的情况，判断患者的主证是什么，从而指导如何用药。

"辨证？老师，我还没辨证。我看奶奶的情况很急，再说流感大部分是因为病毒引起的，用抗病毒的中药板蓝根应该没错吧？"小张弱弱地说。

"小张，还记得我给你上的第一堂课是怎么说的吗？不能把中药当成西药用！中药的使用是需要辨证的，怎么可以直接用来抗病毒呢！我说过的话你都忘记了吗！"邱爸爸有点激动，他的声音越来越大。

"老邱，你回来了！"邱爸爸的声音引来了李主任，他看了看一旁的小张说："你赶紧去看看奶奶的情况吧！"

"老邱，你着什么急！从根本上说，感冒大部分都是由病毒引起的，用抗病毒的中药怎么不对呢？"李主任笑着解释道，他心中也很不服气。

"好！那我问你，如果用中药抗病毒，你确定是同一种病毒吗？"邱爸爸反问道。

"你！不可理喻！"李主任答不上来了，他确实不能确定。

"用中药应该遵循中医理论，根据中医辨证的结果来使用，中药是不可以随意乱用的！"邱爸爸依然坚持自己的原则。

"好了！好了！反正是你们家老太太，至于中药怎么用，你看着办吧！我是不懂，我也不管了！"李主任一甩手，气咻咻地走了。

"邱老师，师母送奶奶过来的时候，奶奶恶寒严重，有发热，但不重，体温37.8℃，老人家身体酸痛，而且乏力明显。"

小张不知道什么时候凑过来小声说道，他也知道自己用错药了。

知识点 💡

　　恶寒：中医症状名。凡患者自觉怕冷，多加衣被或近火取暖仍感寒冷不能缓解的，称为恶寒。

　　乏力：是临床上最常见的主诉症状之一，属非特异性疲惫感觉，表现为自觉疲劳、肢体软弱无力。生理状态下，乏力在休息或进食后可缓解，而病理性乏力则不能恢复正常。

　　"小张，抱歉呀，刚才老师太着急了，老师今天不该生气。记得第一次我带你看病的时候跟你讲过什么？"邱爸爸也感觉自己太着急了，他稳定了一下情绪问。

　　"您说用药如用兵，一定要开对药，中药不是无毒、无不良反应的，一旦开错了，也会对人体造成伤害。"

　　"那应该怎么使用中药呢？"

　　"您说过使用中药，应该按照中医的规律，先辨证，辨清患者的证是什么，然后再根据证来组方用药。"小张有些惭愧地回答道。

　　"我们中医大夫，要慎重地开出每一个药方，要对患者负责任。既然用中药，那就要按照中医的规律使用。你说抗病毒，那我问你，你开的中药抗的是什么病毒？抗的是流感病毒吗？杀灭的是同一种病毒吗？"

"还有，从我母亲的症状来看，目前明显是风寒，应该用温性药物发散风寒。而你用了板蓝根，这是寒凉的清热解毒药物，不但不会杀灭病毒，反而会对身体造成伤害。如果患者用了错误的中药，他不会说咱们大夫不行，只会说中医不行！"邱爸爸意味深长地看了小张大夫一眼，他低下了头，脸上满是自责，很明显他已经意识到自己的错误了。

知识点 💡

　　风寒：为中医的病因学术语，指风与寒相结合的病邪。机体感受风寒之邪后，临床表现可见有恶寒重、发热轻、头痛、身痛、鼻塞流涕、咳嗽、舌苔薄白、脉浮紧等症状。

"老师，我明白了，奶奶感受风寒，疗寒以热药，应该用热药治疗才对！"小张低下头，他知道自己用错药了。

知识点 💡

　　疗寒以热药：指用温热性的药物治疗寒性的病证，即用相反的中药来治疗病证。如夏天炎热，容易感受暑热，人们喜欢吃性凉的西瓜、喝性寒凉的绿豆汤来解暑；冬天寒冷，容易感受风寒，人们喜欢喝性温热的羊肉汤来驱寒，从而温暖身体。

"小张，刚才我着急，不是因为这是我的母亲。咱们应该对每一位患者负责任。好了，别多想了，咱们去重新开药吧！"

"明白了，老师。"小张抬起头说。

"邱主任，你终于来了，你们家老太太情况不太好！快去看看吧！"护士长是个急脾气，她听见两人的声音，立即站起来冲着邱爸爸喊道。

残酷的战场

小茯苓看着这蓄势待发的战场，不由得为这座城堡担忧了起来，"真的是数量好多呀！毛毛，你说得对，看来这真的会是一场大战！"

"小茯苓，你现在相信我了吧！我就是根据声音来判断的数量的，你们总是怀疑我，就因为我学习差，但是我的确没有撒谎！我从来不会撒谎的！"毛毛满脸通红，一字一句地说。

"毛毛，我以前没怀疑过你，但这次太令人奇怪了，不过事实证明你是对的，是我错了，我不该这么武断。"小茯苓相信了毛毛，她有些内疚，自己的确对毛毛有偏见，她转头望向深谷中，说："毛毛，你说咱们现在该怎么办？"

"这次？你们可不只一次冤枉我！"

"嘘！声音小一点，毛毛，你看看那边是什么？"

小茯苓示意毛毛趴下，他们静静地望向深谷中，只见可怕花球阵的最前方，矗（chù）立着一个巨大的黑色身影，它身体壮硕，头戴黑色花冠，身着黑色铠甲、外披红色锦袍，嘴角显狞笑，十指留长甲，眼中露凶光，犹如一个生活在黑暗中的恶魔，恶狠狠地盯着对面，想用黑暗来吞噬一切。

对面则有一个高大的白色身影，身披铠甲，高大魁梧、气宇轩昂，像是一位将军，披盔戴甲，身着白色战袍，他眼神无比坚定，脸上透露出一丝傲慢，望着对面的黑色身影，没有丝毫的畏惧，也未曾把对方放在眼里。

"这是谁呀？"毛毛问，小茯苓摇摇头，她可回答不了毛毛的问题。

"那个黑色的魔王肯定是坏蛋！和坏蛋作对的应该是好人！那个白色的像个将军，应该是好人！"毛毛快速分析出来，不免有几分得意，他渴望得到小茯苓的赞许，但小茯苓只是点点头，却没有回答，仍旧静静地趴在那里。

"我们已经把你们包围了，傻小子，哈哈！趁我还没开始动手，赶快投降吧！"黑色魔王狂啸着、摇晃着说。

"我才不把你们这些进攻者放在眼里呢，这座城堡我守护几十年了，什么样的敌人没有见过，从未失过手，这次也不会！"白色将军也丝毫不退让。

"那是因为你没有遇到过我这样的对手，我们已经干掉了你们很多的同类，消灭了无数座城堡，当然也遇到过一些像你这样自负的家伙，但都被我消灭掉了！我来到这座破城堡，就会把你们一网打尽！哈哈！"黑色魔王仰天狂笑着，突然举起了右手。

"它们好像要发起攻击了！"毛毛不安地说，他又听到了不一样的声音，这个声音很刺耳。

小茯苓紧紧盯着黑色魔王，只见他的身后布满了恐怖的花球，它们激动地不断旋转着身体，露出了锋利的爪甲，仿佛正在摩拳擦掌，酝酿着一场残酷的厮杀。

"战士们！咱们遇到过无数的对手，从来没有打败过，我们不怕牺牲，要坚信一定能继续保卫自己的城堡！"白色将军的声音铿锵有力。

"那就来吧！我保准让你后悔。弟兄们，给我上！"只见黑色恶魔的右手一挥，无数的花球早已按捺不住，飞奔了过去。

"战士们，冲呀，消灭这些入侵者！誓死保卫我们的城堡！"白色身影也挥舞着大手，在他的号召下，出现了很多个巨大的怪物，是大胖们，后面还有一些高高胖胖的身影，那是大圆们，影影绰绰的，数量也不少。

"小茯苓，你看那边，领头的那不是大胖吗？后面跟着的那些，跟大胖长得可真像呀！"毛毛反应过来，"怪不得大胖刚才突然离开了，原来是被召唤到这里来杀这些坏蛋了！"

"嘘！毛毛，别说话了，快看！"

毛毛向战场看过去，只见无数个可怕的花球冲了过来，飞出数不清的飞虎爪，巨大的怪物伸出所有的触角，不断抓住飞来的花球，直接将其吞入口中。

但花球数量实在是太多了，攻势持续了一阵，大胖们来不及吞咽，已经显得有些吃力，快抵挡不住这一波进攻了。

有一个可怕的花球嘴角露出一丝诡异的笑容，它瞅（chǒu）准这个机会，抛出了一个飞虎爪。只见飞虎爪躲过疲倦的大胖们，抓住一个大圆，然后飞过去，旋转的爪甲如一把利刃，戳入到他的身体中。见状，大胖们便转过身来，伸出触角，将被花球击中的大圆吞进去。

大胖站在队伍最前面，迎接着最猛烈的攻击，它奋力阻挡着，大声指挥着，使劲吞噬着，已经使出了浑身的力量。随着不断地吞噬，它的肚子也越变越大。

"坏了！大胖好像招架不住了。"毛毛有点着急了。

"它吃得太多了，我记得小圆说过，它吃的量也是有限的。"小茯苓不禁担心了起来。

随着大胖攻击力的下降，不断有黑色花球开始跳到它的身上，攻击着它，撕咬着它。

"你看，大胖好像被占领了，它快不行了！这可怎么办？"毛毛很紧张地站起来，他急坏了，想冲过去，无奈身处悬崖之上，只能着急地走来走去。

大胖被花球包围住，虽然依旧坚强地站立着，但他的动作越来越迟缓。

"大胖，一定要坚持住呀！"小茯苓焦急地看着大胖，只见他吃力地掏出一个个信号弹，往空中扔出去，然后竭尽全力往空中喊着什么，好像是要告诉什么人发生了什么事情。

突然，他的触角不再向外伸展，他艰难地收回触角，用所有的触角紧紧地抓住身上入侵的花球。

"他是不是想要自杀？"小茯苓看着大胖，说出了一个可怕的推断。

"不会吧？我们得想办法呀，快救救他！"毛毛只感觉一股热血往上涌，他想跳下悬崖，但被小茯苓拦住了。

"你疯了，毛毛，你跳下去只会白白送死，也救不了大胖。"

"难道我们就这样看着吗？我就冲上去，杀一个算一个，也比站在这里看热闹好！"毛毛着急地喊道。

但是为时已晚，只见大胖等待更多的黑色花球聚集过来，自己已经被完全覆盖了的时候，突然大喊了一声："一起去死吧！"

大胖，连同他身上所有的入侵者，瞬间被炸成了无数碎片。接着，身后的大胖们涌了过来，他们继续形成一堵坚定的围墙。

小茯苓只感觉自己的眼睛湿润了，小圆的父母、小圆、大胖，还有许许多多不懈努力着的工作者们，他们不顾一切，甚至不惜牺牲自己短暂的生命！他们唯一的目的就是守护这座城堡！

"坏了！"小茯苓眉头紧皱。

"大胖们都死了，还有什么比这个更糟糕的呢？"毛毛伤心地问。

"这些入侵者正在分裂，这样它们的数目会越来越多，根本打不过它们了！"小茯苓看着前方无数可怕的花球侵入了圆圆的身影，心里充满了担忧。

战场上，黑色花球越聚越多，几乎将大胖们都覆盖了，不断发生着爆炸，不断与敌人共同化为碎片，他们明显已经处于劣势了。

白色将军眉头紧皱，看着大胖们的战斗力已显不足，于是大喊一声："启动升温程序！"

"升温！"小茯苓听到这个声音一愣，多么熟悉的指令，在这个神秘的世界里，究竟代表着什么意思？

"怎么办呀！怎么办呀！"毛毛着急地走来走去，"咱们去帮忙吧！小茯苓，你别干站在那里一动不动呀！"

"毛毛，你不能只有胆量，还要有脑子，你说这些入侵者

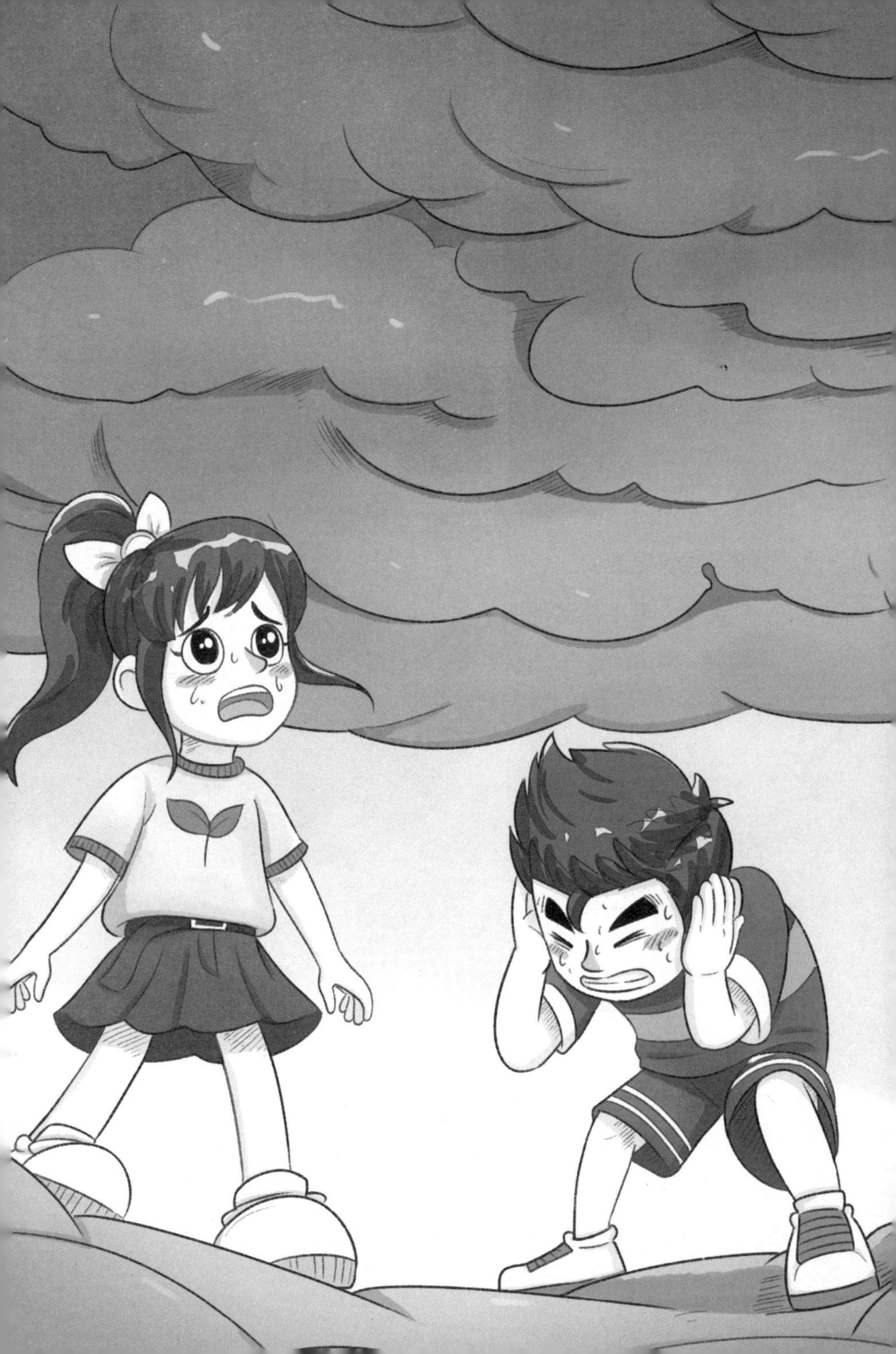

数量这么多，咱们怎么帮？"小茯苓看着毛毛说。

"我可以去打这些入侵者，一拳一个！"毛毛一边走着，一边挥舞着，好像自己已经进入了战场一般。

"毛毛，你别来回走了，烦死了！好热呀！"小茯苓突然感觉一阵燥热，她满脸通红。

"小茯苓，你的脸怎么这么红呀！"毛毛停下来，望着小茯苓，发现自己竟也出了汗，额头、脖子上全是汗，身上的衣服好像也快湿透了。

突然，毛毛痛苦地弯下腰，他使劲捂住耳朵。紧接着空中布满了燃烧的红云，传来一阵阵刺耳的警报声，仿佛要炸裂开一般。

应急状态

小茯苓大声喊道："毛毛，你怎么啦！"

"小茯苓，这又是什么声音？我实在受不了了！"毛毛在痛苦地打着滚。

看着毛毛痛苦的样子，小茯苓好像猜到了什么，她撕开自己的衣服，使劲从中抽出两小块棉絮，揉成两个团，塞进毛毛的耳朵里。

在塞上棉絮的同时，毛毛感觉好多了，他坐在地上，大口喘着气，刚才那刺耳的声音好像一把利刃，撕扯着自己的耳膜。

但没过一会儿，毛毛感觉脸越来越红，身上全是汗，衣服都快要被浸透了。

"小茯苓，热死我了！"毛毛使劲擦着汗，但仍然是汗流浃背。

"我也感觉很热！"小茯苓已经脱掉了外套，她也不明白
为什么突然变热了，不断擦着汗。

"小茯苓，小心！小心！"毛毛擦汗的手突然停在半空，
因为他发现有个可怕的花球正抛出一个飞虎爪，冲着小茯苓抓
了过去。

小茯苓转头一看，吓得呆立在那里，不知道如何是好。

眼见飞虎爪马上就要抓住小茯苓的肩膀了，却被一只手
牢牢钳住，一个熟悉的声音传来，"小茯苓，别害怕，这些东

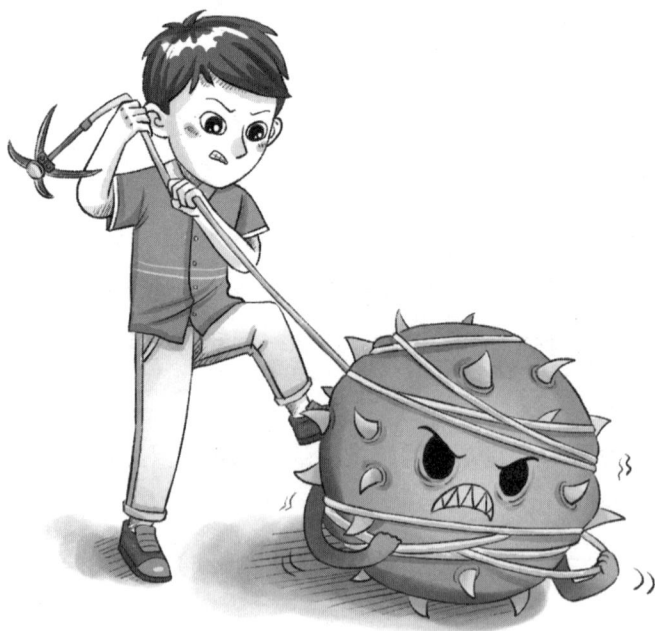

西伤害不了咱们！"

小茯苓惊喜地喊了出来："小七，是你呀！太好了！你们从哪里过来的！"

"先等一等，我先处理一下这个东西。"田小七没有回答小茯苓的问题，他反手将飞虎爪在空中一转，花球跟着也转了起来，随着旋转，飞虎爪竟然将花球一圈圈地捆了起来。

"小七，你太厉害了！你是怎么做到的？"毛毛敬佩地一拱手，"这才一会儿的工夫，你不但不害怕了，反而能对付这个了，佩服！佩服！你是怎么学会的？你为什么不怕它了？"毛毛一连串的问题，把田小七问笑了。

"以其人之道还治其人之身。"田小七笑着回答。

小茯苓愣了一下，她也不明白，田小七刚才究竟经历了什么？为什么一点也不害怕这个花球了？

"小茯苓，你们还好吗？"林夏夏见到小茯苓，开心地跳了起来。

"夏夏、小七，你们怎么出现了？"小茯苓惊喜地问。

"小茯苓，你不知道我们遇到了什么！"林夏夏有特别多的事情要告诉小茯苓。

"夏夏，我们也遇到了很多事情。"小茯苓见到好朋友，有一肚子的话想说。

"小圆呢？"田小七问。

"她回去继续工作了，她说要按照爸爸、妈妈的交代，回去继续为这座城堡工作。"

"小七，我说你们别聊天了，你这么大的能耐，能把这暖气关上吗？"毛毛热得受不了了，使劲擦着汗。

田小七没有回答毛毛的话，他蹲下身子，摸了摸地面，回头对毛毛说："我关不了，不知道开关在哪里？这热气是从这里冒出来的，你感受一下。"

毛毛半信半疑地摸了摸地面，果然热气在不断地从这里冒出来。

田小七站起来，看着远方的战场，沉思了一下。

"还有，毛毛，我猜测，这冒出的热气应该是对付敌人的一种办法，是那位白色将军发出的指令。"田小七站起来，望着前方的战场继续说："你们看，温度不断升高，前方战场发生了什么变化？"

"感觉好像花球飞行的速度变慢了。"小茯苓发现了升温后的改变。

"对，花球飞行的速度慢了，这就说明升温可以减缓敌人的进攻，这应该是那位白色将军的战术。"田小七分析说。

正如田小七分析的一样，这些恐怖的花球果然放慢了进攻速度，好像它们也被这高热削弱了战斗力。

"对呀！这么热，我们都不舒服，这些入侵者也不会舒服呀！"毛毛恍然大悟，"小七，你是怎么想到的？"

"毛毛，我想到了咱们的发热，这就是身体的一种自我保护机制。当身体遇到病毒等入侵时，会通过升高体温来削弱入侵者的进攻力。"

"小七，也就是说你联想到现在的环境变热，也可能是那位将军使出的防御措施。"

小七点点头说："毛毛，你说得很对。"

"小七，如果发热是一种防御机制，那咱们发热时还不能急于退热呢！"毛毛懊悔地说，"每次我一发热，我妈就急得不行，马上给我吃退热药，看来这是不对的。"

"我听爸爸说，38℃以下的发热一般不用急着用退热药，关键是要查一下发热的原因，把这原因给消除掉。"小茯苓想起爸爸的话。

"那就要一直这样热下去吗？我妈说会热傻的。"毛毛不太相信地说。

"如果发热严重，体温39℃，甚至40℃以上，这时就有可能对身体的重要脏器造成伤害了，那就必须得退热了。"田小七补充道。

"那这事也得给我妈说一下，我妈总是很着急，我一发热，她马上就给我喂退热药。"林夏夏也得到了启发。

"小七，你说咱们会不会在人的身体里？这难道是谁的身体？"毛毛忽然想到了什么。

"不知道！"田小七回答得很干脆，他确实不知道。

"小茯苓，难道又是你的身体？"毛毛开始用排除法。

"毛毛，别猜了，我看不像！"田小七笑了。

"不像，你怎么知道不像？"毛毛好奇地问。

田小七刚要回答，却被小茯苓打断了，"你们快看，那是什么？"

毛毛顺着小茯苓的指向望去，远处来了一大队铠甲战士，手持利刃，齐刷刷、浩浩荡荡地向密集的黑色花球冲杀过来。

杀手部队

"这又是谁？是敌人，还是咱们的人？"毛毛问。

"毛毛，你判断不出来吗？这些战士肯定不是敌人，是从白衣将军那边过来的，是自己人。"林夏夏无奈地望着毛毛，"毛毛，你得仔细观察后再问问题。"

"我跟你说，这可不一定，万一是敌人打入我们大后方了呢。"毛毛不服气。

田小七和小茯苓没有参与争论，他们一动不动地观望着。

可怕的花球虽然速度越来越慢，但一点也没有放弃进攻，它们狞笑着、肆意扩张着，转眼间就与铠甲战士短兵相接了。

而铠甲战士不慌不忙，一字排开，形成一堵坚实的铠甲墙，齐刷刷地挡在前面。

可怕的花球又集中了起来，抛出了无数个飞虎爪，冲向这堵铠甲墙。

白衣将军一声令下，铠甲战士抽出利刃，手起刀落，刀刀致命，瞬间花球就被打得四下散开，空中弥漫着惨叫声、哀嚎（háo）声，到处飘散着花球的碎片。

"好厉害，这是谁呀？太给力了，继续杀呀！快杀呀！"毛毛兴奋极了，他站了起来，开始手舞足蹈，好像自己置身于杀场一样。

战场上，随着铠甲战士的加入，瞬间扭转了局势，密集的花球被杀出一条血路，开始四下奔逃。

"太好了，这也算是给大胖报仇了！也给小圆的父母报仇了！"小茯苓很开心地说。

远处，那个黑色魔王眼睁睁地看着花球被打得七零八散，不由得怒火中烧，它的眼中射出凶狠又暴躁的光，但很快被一丝狡黠（xiá）所代替，它突然摆出一个手势，大喊了一声："全线撤退！"

"撤退？大王，您是说撤退吗？"左边的小弟不敢相信自己的耳朵，"大王，咱们现在虽然不占优势，但咱们数量多呀，早晚都会占优势的，为什么要撤退？"

右边的小弟则瞪了左边的小弟一眼说："大王让撤退，就赶紧撤退！废什么话！"

黑色魔王嘴角扬起一丝诡异的笑，"你们知道这是什么部队吗？"

左边的小弟疑惑地问："大王，这是什么部队？"

"这就是传说中的杀手部队！"黑色魔王看着铠甲部队，继续说道："这个部队所到之处，寸草不生，片甲不留！你们认为咱们还有打赢的机会吗？还有必要留下硬拼吗？"

"大王，那咱们也不能缴械投降呀！这才开始不久，再说咱们数量这么多，说不定会打赢的！"左边的小弟着急了，它想派出更多的花球，因为它已经积累了数量庞大的花球，认为只要继续打下去，就一定能够赢得战争的胜利。

"我只说了撤退，可没有说投降！"黑色魔王瞪着左边的小弟，"你怎么这么蠢！"

"那大王，您的意思是？"右边的小弟好像想到了什么。

"杀手部队，你们想想，如果没有敌人了，那杀手部队会干什么？也不能闲着呀！"黑色魔王哈哈大笑起来。

"明白了，大王英明！"右边的小弟刹那间明白了，一声令下，大喊一声："全线撤退！"

"大王，可我的部队数量很大，打下去咱们不一定会吃亏！"左边的小弟还没有明白黑色魔王的目的，还想坚持一下。

"你这个蠢材！"黑色魔王见到左边的小弟如此不开窍，不由得失去了耐心，再也不理会了。

右边的小弟见状，赶紧把左边的小弟拉走了。

战场上，铠甲部队越战越勇，所向披靡，所到之处，花球被杀得片甲不留。

毛毛看得热血沸腾，开始跳跃起来，赞叹道："这支部队是真厉害呀！你看看，这简直就是杀手部队！"

"杀手部队？！"听了毛毛的话，田小七却没有想象中的开心，他突然想到了什么，低下头沉思了一会说："毛毛、小茯苓、夏夏，咱们得赶紧下到深谷中去，要和白衣将军谈谈！"

"为什么要这时候下去？这不都打胜仗了吗？咱们要去庆功吗？"毛毛不解，小茯苓也是一脸茫然。

"塞翁失马，焉知非福！现在是祸福不知呀！"田小七嘟囔了一声，说完，他走到悬崖边，观察了一会，转过头说："我发现了一条通往下面的小路，应该可以直达深谷，咱们抓紧时间赶过去吧，说不定还能帮帮他们！"

"你帮谁呀？你没看到铠甲部队的战斗力吗，他们在战场上已经拿到了绝对的优势，肯定会打胜仗的！"毛毛实在不理解田小七，感觉他变得古里古怪的。

小茯苓好像也想到了什么，同意道："我觉得田小七说得有道理，虽然看上去铠甲部队打赢了，但是不一定会有好结果。"

"小茯苓，本来小七就让人难以理解了，现在又多了一个你，说实话，我真的不理解！"毛毛感觉一头雾水，但田小七和小茯苓已经起身，沿着那条小路，开始往深谷中进发了。

"毛毛，我也不明白怎么回事。但我感觉小七和小茯苓应该是对的，咱们走吧！"林夏夏说完，跟着小茯苓走了。毛毛见状也跟着林夏夏开始往深谷中走去。

铠甲部队已经占据绝对的优势，但这时候，只听见黑色魔王的一声号令，所有的花球齐刷刷地停止了进攻，快速隐蔽起来，刹那间竟像是全部消失了。

铠甲部队正在杀敌，突然敌人不见了，战场陷入了死一般的寂静中，静得很可怕，静得很蹊跷。铠甲部队也愣住了，骁勇善战的他们不知道如何是好！

"太好了！"一个大圆见到恐怖的花球消失了，开心地跳起来，他欢乐地跳着舞，开心地庆祝着。

他的快乐影响了很多大圆，大家开心地手拉着手，就地开始跳起舞。

突然，只见一个铠甲战士冲着大圆快速走过去。

大圆带着快乐，也奔向铠甲战士，他想使劲拥抱一下赶走敌人的英勇战士。

但令人意想不到的事情发生了，这个铠甲战士抽出锋利的刀，手起刀落，还没等大圆明白过来，就被砍成了几段，倒在了血泊中。

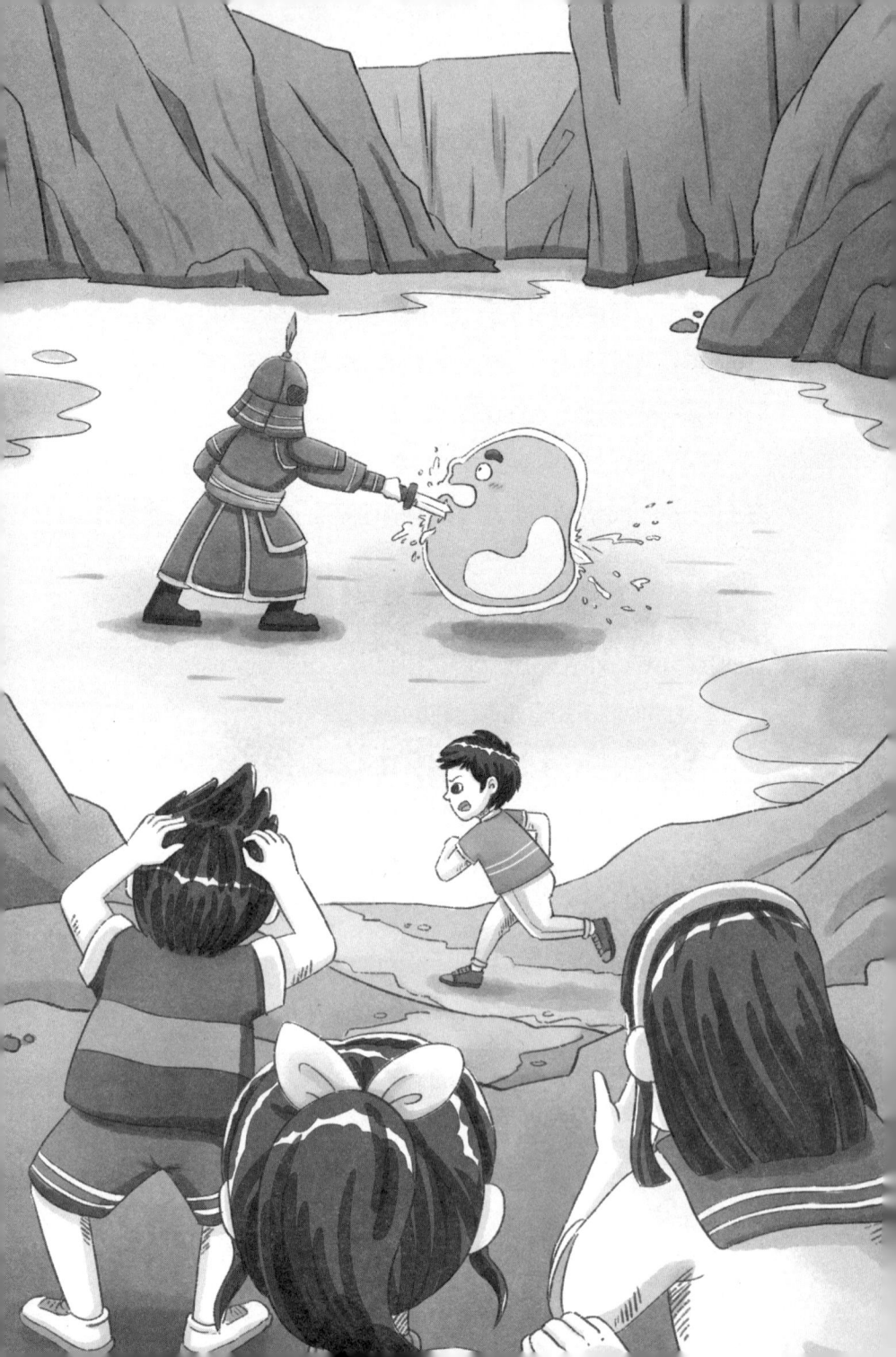

更加离奇的事情发生了，其他的铠甲战士见状，竟如疯了一般，纷纷跑了过来，举起砍刀，开始屠戮（tú lù）大圆们，刹那间战争再次启动，但这一次却是自己人之间的残杀！

可怕的屠杀

这时候，几个小伙伴抄小路快速下到深谷中了。

铠甲部队已经陷入无尽的屠戮中，无数的大圆身影倒下，被砍成碎片，染红了一片，空中充斥着他们的哀号。有的大圆想跑，但没有逃过铠甲部队，从身后被一刀毙命。

"怎么会这样！放开他们！他们是好人！不是入侵者！"毛毛悲愤不已，他想冲过去拉开铠甲部队。

但田小七一把抓住了他，"你这样上去，只是送死，他们会连你一起消灭！正如你所说，这是个杀手部队！"

"小七，我说什么了？我虽然说他们是杀手部队，但没让他们杀好人呀！你说这到底是怎么回事？我们该怎么办？"毛毛大声呐喊着。

"毛毛，你别着急，我们得冷静下来，想想解决办法。"小茯苓沉思片刻问："小七，那个白衣将军应该是指挥者吧？

是不是掌管着生杀大权？"

"目前我看到的指挥者，应该是这位白衣将军。"

"那么，我们就去劝劝这位白衣将军。小七说得对，这些铠甲战士是杀手部队，我们冲上去，不但保护不了大圆们，反而会被杀手部队当成敌人消灭掉。"

"小茯苓说得对！咱们不能做无谓的牺牲，遇到紧急情况，不能干着急，要想办法解决问题！"田小七点点头。

"我也是一腔热血。"毛毛听了，对自己刚才的冒失感到有些不好意思。

几个小伙伴绕开战场，快速溜到了白衣将军身边。

白衣将军面色凝重，他的表情很复杂，仿佛有几分伤感、几分懊悔、几分难过。

"你在干什么！还不快让那些战士住手！他们在滥杀无辜！"毛毛一个箭步冲了过去，冲着白衣将军大声喊叫着。

白衣将军吓了一跳，说："你是谁？怎么进来的？快来人！有入侵者！"

"我们不是入侵者，赶紧住手！要不真的来不及了！"毛毛的话还没有说完，就被一只触角牢牢地捆住，"啪"地摔到了地上，再也动不了了。

"这是谁？为什么捆我，为什么不讲道理？你们都不知道我们是来干什么的！我们是来救你们的！"毛毛身体无法动弹，但嘴仍然挺硬。

紧接着，田小七、小茯苓、林夏夏也被突然伸出的触角牢牢捆住，摁在地上动弹不得。

"下暗箭，打自己人，你们算什么英雄好汉！有本事咱们单挑，我毛哥奉陪到底！"毛毛做着无谓地挣扎，口中继续喊叫着。

"这是谁？军师！"白衣将军走到毛毛身边，看着这几个奇怪的入侵者，转头问旁边的老者。

被称为军师的老者留着长须，身着长袍，双眉低垂，双手过膝，慈眉善目。

军师手捋长须，围着毛毛转了一圈，开了口："将军，这是个奇怪的入侵者，和其他入侵者的特点并不相同，没有明显的标记。"

"你这个糊涂老头！我可不是入侵者！"毛毛大声辩驳着。

但军师毫不理会，继续说："从表面上看，这个入侵者没有武器，可能藏起来了，咱们可以打开看看！"

"怎么打开？"白衣将军问。

"打开？"毛毛也慌神了，"打开哪里？我真没有武器，你们别打开我！"

"放开他，我来告诉你们我们是谁？来干什么？"小茯苓突然大喊一声，成功吸引了所有人的注意。

军师慢慢踱（duó）步到小茯苓身边，仔细看着她说："这几个入侵者好像都一样，武器没有在表面。"

"你给我松绑，我就告诉你们全部的真相。"小茯苓说道。

白衣将军看着小茯苓，似信非信，他又看向军师，好像在征求军师的意见，军师思索了一会，点点头。

白衣将军大声喊道："松绑！"话音未落，几个小伙伴身上的触角突然就撤走了。

"还真疼呀！"毛毛赶紧揉揉自己的胳膊。

"你，快说说怎么回事？"白衣将军指着小茯苓问道。

"我们也不知道是怎么进来的，但我们不是入侵者，也没有武器，我们是帮你们的！"小茯苓解释说。

"将军，我们来的目的是告诉你，你的杀手部队正在残杀自己人！请您赶快下命令，停止杀戮！"田小七补充道。

"对！对！赶紧停止，赶紧停止！太可怕了！你那个杀手部队一直在杀自己人！"毛毛突然想起自己的使命。

"我知道！"白衣将军横横地说。

"你知道还让他们去杀自己人！"毛毛感觉不可思议，"你这个将军是怎么当的？人家都是保护自己人，而你却在屠杀自己人！"

"那又怎么样？关你们什么事！"白衣将军有些恼了，他瞪着毛毛反问道。

"你！"毛毛被激怒了，指着白衣将军激动地叫嚷道："你这个刚愎（bì）自用、狂妄自大的家伙，你这个杀人不眨眼的恶魔！"毛毛使劲搜刮着肚子里的骂人话，恨不得全部刮出来送给这位将军。

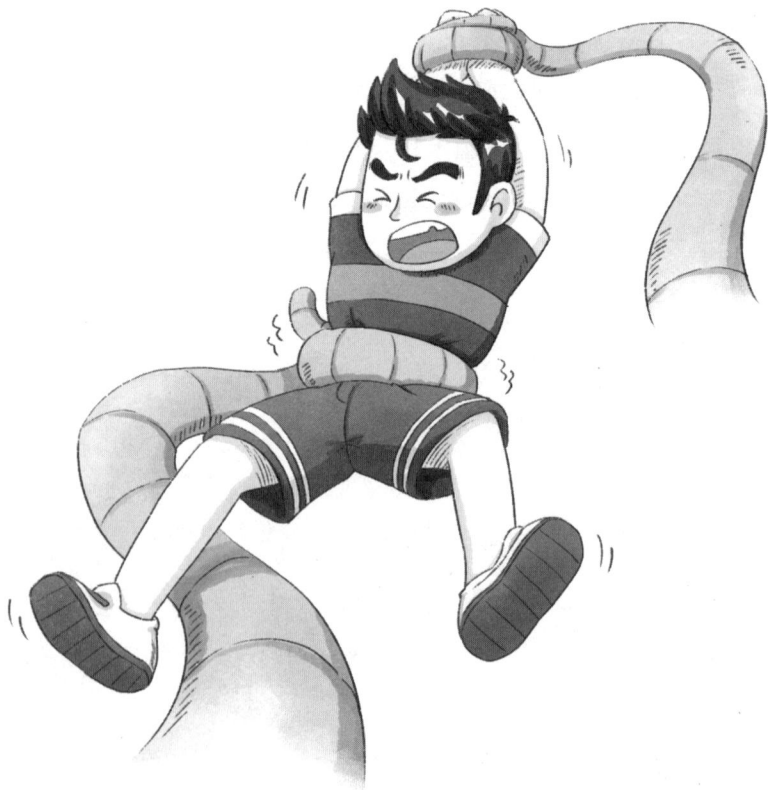

毛毛这一通猛烈输出后，白衣将军的脸色越来越发青，他突然大喝一声："来人！给我把这个入侵者杀了！"

随着将军的一声令下，两条粗大的触角将毛毛牢牢捆住，并甩在半空中，刹那间就要将毛毛撕成两半！

紧急救护

"快救救毛毛！求求您啦！"小茯苓抓住军师，哭求着，她也不知道为什么第一眼看到军师就有信任感。

"且慢！"军师大喊一声，制止住捆住毛毛的触角，回头对白衣将军说："请将军三思！我感觉他们的确不像入侵者，说不定是帮助咱们的！"

白衣将军狐疑地看了一眼军师，显然还有些恼怒，但他也没有进一步下命令。

"先放开！"军师见将军没有下命令，松了一口气。只听"啪"的一声，触角一松，毛毛摔到了地上，疼得龇牙咧嘴。

军师望着小茯苓说："其实将军也不想这样的情况发生，只是一切好像失去了控制！"

"失去了控制？"小茯苓不明白军师的话。

"因为敌人数量太多了，又很狡猾，所以我们只能不断派出部队，但今天派出的部队有些匆忙，他们没有经过系统训练，可能分不清敌人和自己人！"军师迟疑着说出来，大家都明白了。

"你们可以对军队做系统训练，也可以做好标记，比如……"小茯苓还没提出自己的想法，就被白衣将军无情打断了，"谁要你们管，你们都不知道什么是战争！你们以为我希望发生这一切吗！"

"将军，不好了！咱们的部队已经控制不住了！他们已经杀疯了，已经杀去另一地方了！"一个急匆匆赶来的身影，急促的声音，突然打断了争论。

"啊！"白衣将军听罢，焦急地走来走去，已经慌了阵脚。

"你看吧！这回相信我们了吧！"毛毛揉着屁股，不服气地看着将军，但不敢多说，生怕再次激怒他。

"先把他们关起来！"将军听完毛毛的话，皱着眉头，果断喊了一声，旁边伸出无数触角，将小伙伴们牢牢捆住，快速投入到一个牢房中。

"邱老师，奶奶开始高热，意识不清了！"小张大夫"砰"得一声推开门。

邱爸爸心中一沉，快速走到病房里。

"妈！妈！"邱爸爸急切地喊叫着，但奶奶并没有丝毫回应，她紧闭双眼，无力地躺在病床上。

"邱主任，胸片出来了，肺部已经出现问题了！"护士长急匆匆地走进病房，把手中的胸片递给了邱爸爸。

邱爸爸看过后，脸色煞白，说："坏了！不好的情况发生了！这到底该怎么办呀？"

"邱老师，肺部已经出现问题了，怎么办？"小张大夫问道。

"小张，别急，先常规用药。"邱爸爸心怦怦直跳，强压住心中的慌乱，叮嘱自己要稳住。

"好的，邱老师，我马上下医嘱。"小张大夫离开了病房。

邱爸爸一屁股坐下，紧紧握住小茯苓奶奶的手，说道："妈！您一定要坚持住呀！我还没有带小茯苓回来，您不是想她了吗？不是要见她吗？您可千万要坚持住呀！"说完，眼泪已经控制不住地流了下来。

邱爸爸感觉奶奶的手指似乎动了一下，他赶紧查看，但奶奶的眼睛依旧闭着。

母亲手指这一动，分明是传达她想醒过来、想见小茯苓，仿佛给邱爸爸输入了无尽的力量，一定要救回自己的母亲。

"这是哪里呀？"毛毛问，但是没有人回答，因为谁也不知道这是到了哪里。他四处打量着，突然停止了一切动作，好像听到了什么。

"毛毛，你刚才惹急了那位将军，以后说话可要注意些！"林夏夏提醒道，但毛毛一声不吭。

"毛毛！我说的话，你听到了吗？"林夏夏又问。

"别说话！"毛毛摆了摆手。

"我说得没有道理吗？因为你惹怒了那个将军，我们才被关起来的！"林夏夏对毛毛的反应有些生气。

"别说话！我好像听到一个熟悉的声音！"毛毛再次制止了林夏夏。

"你又故弄玄虚！我好心劝你……"林夏夏不相信毛毛。

"夏夏，你别说话，我听到有人在喊小茯苓的名字，并且这个声音太熟悉了！"毛毛低声说道。

"喊我的名字？！这里会有人认识我？"小茯苓也不相信毛毛的话。"是谁在喊我的名字？"

毛毛没有吭声，继续倾听着，好像使劲在用耳朵挖掘出这个声音。

"小茯苓，你相信吗？我才不信，这里怎么会有人认识你？"林夏夏对小茯苓说，但小茯苓没有回答，她这次相信了毛毛，因为事实证明前几次毛毛的判断都是正确的。

毛毛终于听出了这个声音，他转过头，严肃地望着小茯苓说："小茯苓，好像是你爸爸的声音。"

"啊！我爸爸的声音？他在哪里？"这回轮到小茯苓怀疑

了，她真不敢相信毛毛的话，"我怎么没有听到呢？"

"真的是你爸爸的声音！"毛毛这次很肯定地说。

小茯苓丝毫没有听到爸爸的声音，更加感觉到不可能，但毛毛确信的态度让她犹豫了。

"小茯苓，我听到你爸爸又提你的名字了。"

"毛毛，你别开玩笑吧！"林夏夏怀疑地看着毛毛。

"夏夏，我再爱开玩笑也不会拿这个开玩笑。"毛毛更加严肃了，他分得清轻重。

"咱们先别说话，让毛毛听清楚，到底说了什么。"田小七观察着毛毛，感觉毛毛的样子一点也不像开玩笑，他也决定相信毛毛。

毛毛突然有了一种责任感，屏住呼吸，挺直了腰板，仔细听着。

"说完了！"毛毛突然说，"那边不说话了。"

"我爸爸说了什么？"

"你爸爸好像在跟你奶奶说话，因为他叫着妈。好像你奶奶病了，你爸爸说没有找到你！说让奶奶坚持下去！他一定会把你带回去！"

"爸爸！我奶奶怎么了？"小茯苓竭力想忍住不哭，她的眼泪在眼眶里打转。

"不知道，只听见你爸爸说让奶奶一定要坚强！"

"呜呜！我奶奶怎么啦？"小茯苓再也忍不住了，眼泪滑落下来。

"小茯苓，你别哭，咱们想办法和你爸爸联系起来！"田小七的话让小茯苓一愣，对呀，既然毛毛能听到爸爸说话，那为什么不让爸爸听到自己的声音呢。

"爸爸！爸爸！我在这里！"小茯苓喊起来，她一边喊着，一边对毛毛说："毛毛，你能听到我爸爸说话吗？"

"你先别说话！"毛毛屏住呼吸再次仔细听，却没有听到任何回音，"没有声音了。"

"为什么我爸爸听不到我的声音？"小茯苓又哭了。

"小茯苓，我试一试吧？"林夏夏说，"我的声音比较尖，可能传得远一些。"

说完，林夏夏大叫了一声，把大家都吓了一跳，毛毛更是吓得捂了一下耳朵

田小七笑着说："夏夏，你的音量的确很高呀！"

"嘘！别说话！"毛毛突然打断田小七的话，他好像又听到了什么声音了，这究竟是不是邱爸爸的声音？邱爸爸有没有听到林夏夏的声音呢？

特异功能

〰〰〰〰〰

　　与此同时，邱爸爸突然听到了什么，他赶紧趴在小茯苓奶奶的脸旁自言自语地说："这是什么声音？妈，是您的声音吗？您醒过来了吗？您快回答我呀！"

　　"小茯苓，是你爸爸的声音，他听到了林夏夏的喊叫，正在到处找声音呢！他大概以为是你奶奶的声音。"这回毛毛终于听到回音了。

　　"快！毛毛！不！夏夏，快告诉我爸爸，是我，我在这里！可我在哪里呢？"小茯苓很想告诉爸爸自己的位置，但她却不知道自己在哪里。

　　"我推测……"田小七犹豫地说，"我猜，尽管有些不可思议。"

　　"小七，你别卖关子了！"小茯苓着急了。

　　"我猜咱们可能在你奶奶的身体里！"田小七的话让大家

吃了一惊，虽然意想不到，但回想一切，确实合情合理。

"这次怎么和上次不一样呢？"林夏夏问。

"这如果是在人体中？那么白衣将军是谁？"毛毛不信。

"我猜是你奶奶免疫系统的指挥者。"田小七迟疑地回答。

"那个黑衣坏蛋呢？"林夏夏也感觉不太可能。

"可能是入侵的病毒！"田小七回答着，"这都是我猜的，但目前最重要的是，和邱叔叔尽快建立起联系，帮助奶奶恢复健康！"田小七的话很有道理，"还是让夏夏说话，她的声音具有穿透力。"

"可不是，上次林夏夏同学用声音吓死了一只大老鼠呢！"毛毛做了个鬼脸。

但这一次，林夏夏没有和毛毛计较，她只想和邱叔叔联系起来，这才是最重要的事情。

"邱叔叔！是我！林夏夏，我和小茯苓在一起呢！"林夏夏大声喊着。

这时，邱爸爸再次听到了那个熟悉的声音，但奇怪的是从奶奶身体中传来，但却不是奶奶说的。他把头靠近奶奶，那个声音再次传来，是林夏夏的声音，熟悉而又遥远。

"林夏夏，是你吗？小茯苓，你也在吗？你们在哪里？"邱爸爸突然想到一个答案，但他不敢相信。

"邱叔叔说话了，他问是不是咱们？咱们在哪里？"毛毛兴奋起来，催促着林夏夏："赶紧回答！"

"邱叔叔，我是林夏夏！小茯苓和我在一起，还有毛毛、田小七，我们在……"林夏夏犹豫了一下，"我们好像在奶奶的身体里，这很荒唐，但好像是真的。"

邱爸爸听到了回话，自己的猜想被印证了，同时感到不可思议。

"邱叔叔，我们看到了很多坏蛋，还看到了一位白衣将军，但我们也不知道是谁。"林夏夏接着说。

"快告诉邱叔叔，那个杀手部队正在杀好人！"毛毛急得不行了。

"邱叔叔，对了，我们看到一个杀手部队，刚开始在杀坏蛋，但是坏蛋逃跑后他们却在屠杀好人，我们也不知道为什么？"林夏夏扯着嗓子喊着，生怕邱爸爸听不到，但她的声音已经有些沙哑了。

"夏夏，你先歇一歇，要不你的嗓子会受不了。"田小七见状，很担心，"一旦你的嗓子哑了，我们就联系不上外界了！"

"邱叔叔，我的嗓子可能有些哑了，等恢复一下再和您联系，您看什么时候咱们再联系。"林夏夏还想说，但突然说不出话了。

邱爸爸仔细听了一会，突然听不到声音了，他大声回答说:"夏夏,你告诉小茯苓他们,我会想办法救奶奶,也救你们出来!"

小茯苓陷入了兴奋中,终于和爸爸联系上了,但很快又充满了沮丧,怎么救奶奶,又怎么从奶奶的身体中出去呢? 想到这一个个很难的问题,不由得叹了一口气。

"小茯苓,你别愁,咱们一起努力!"

"我不知道还能不能出去!"

"我感觉能出去!"田小七还是很乐观,"你们都忽视了一个问题。"

"什么问题?"毛毛很好奇。

"为什么我们会来到小茯苓奶奶的身体中?"

"嗨! 我当是什么问题呢!"毛毛说,"咱们每次都会到一个稀奇古怪的地方,我都习以为常了!"

"毛毛,还有,你为什么会变成顺风耳!"

"我?"毛毛疑惑地摸了摸耳朵,的确以前没有这个特异功能。

"还有你,林夏夏,变成了千里嘴!"田小七接着说。

"那咱们俩为什么没有改变呢?"小茯苓不禁问道。

"有改变,我发现自己突然有了个本领,你应该也有改变,可能是还没发现!"田小七的话让小茯苓想起了什么。

小茯苓低头想了一会,猛然抬起头说:"小七这样一分析,

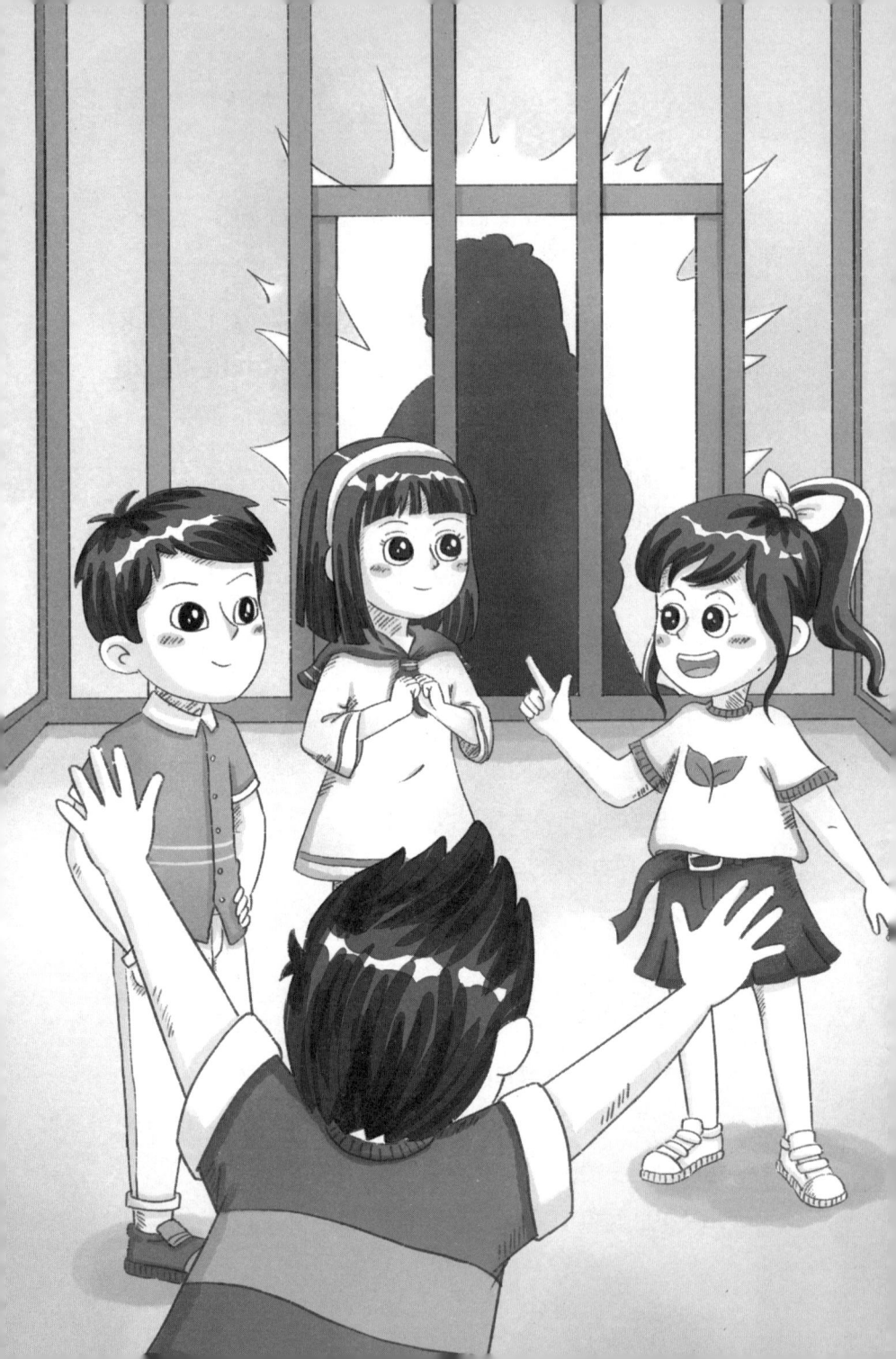

倒是有几分道理呢，我们来到奶奶的身体，你们具备了特异功能，咱们应该被承担了使命。"

"我想起来了，小七也具备了特异功能！你上次不但不怕那个花球，并且把它打得落花流水。"毛毛说。

田小七笑了。

"那是什么使命？"林夏夏问。

"一项未知的使命！"小茯苓说。

"对！"田小七也认同，"可能完成使命之后，咱们就能回去了！"

"太好了！我就喜欢这句话！管他是真的假的！"毛毛开心了，"我太想念红烧肉、大肘子了，哪怕让我舔一口都行！"

"哈哈！真有意思！都到这时候了，你们居然还想着吃！自己都不知道身处何地了，你们也不想想，以后还有机会吃吗？"伴随着一阵大笑，出现了一个不速之客，让所有人都吃了一惊！

不速之客

这个不速之客谁也没有见过，八字眉毛，凸出的额头，嘴唇有些厚，穿着一个大袍子，摇着把破扇子。

"你是谁？你怎么进来的？"小茯苓好奇地看了看，仔细看，门竟然没有开，这个不速之客就进来了，他怎么进来的？

"我略施小计，你们就不认识我了？"这个不速之客笑了笑，左右打探了一下，"你们被困在这里了？这里也太简陋了，连坐的地方也没有！"

"我真的不认识你！"小茯苓感觉这个不速之客好像认识她，但她却毫无印象。

"我是药公公！我是……"不速之客的话还没说完，就被突然推开的门撞到了一边。

军师匆匆进来，径直走到小茯苓面前说："我思来想去，咱们得劝劝将军了，要不然真的会惹下大祸！"

"军师，这是您的事情，为什么来找我们？"毛毛不相信军师。

"我辅佐将军很多年了，他的性格我非常了解，能力很强，但也……"

"你哪位？开门这么猛！不会注意着点！"药公公摸着脑袋，有些恼火，"看把我撞的，零件差点没掉出来！"

"你是从哪里冒出来的！"军师着实吓了一跳，没想到会多出一个陌生人。

"我是天兵天将，来拯救你们的！"药公公看着军师，"你们是不是乱成一团了？是不是自相残杀了？是不是想找救兵了？"

听着一连串的问题，对方好像对自己的情况了如指掌，军师大吃一惊，后退了一步说："你到底是谁？"

"我和他们是一伙的！"说完，药公公就拍了拍毛毛的肩膀，但毛毛下意识地往回缩了缩身体，他也不信任药公公，不想被他拍。

"你说谎！刚才将军抓他们的时候，分明没有见到你！"军师当然不信。

"你想不想劝劝你们那位将军？他是不是刚愎自用，不听劝？"药公公笑着问。

"是……不是。"军师也不知道如何回答，他此行的目的被药公公猜对了，自己的确是想让小茯苓他们想办法，一起劝劝将军。

"不听劝，那就打！"药公公猛地一收扇子，立刻眉飞色舞，眼睛瞪起来，连那八字眉毛都翘了起来，仿佛能挂两个铃铛。

"军师，那个杀手部队停止杀人了吗？"小茯苓着急地追问。

"唉，没有，所以我来找你们！"军师叹了一口气，"我们这位将军，你们刚才也看到了，他很能干，但是也很自负，有时候不听劝。这次我实在没有办法了。"

"军师，将军以前也不听劝吗？"小茯苓继续问。

"以前不常这样，大部分时候遇到敌人，我们会共同努力，总能战胜，当然少数时候，将军也会有他的脾气。但这一次，敌人特别狡猾，总是搞突然袭击，然后隐匿不见，我从未见过这种对手。"军师叹了一口气，继续说："我们将军就不断派出部队绞杀，但敌人很狡猾，它把我们的部队引到一个地方，就全部藏了起来。我们的部队找不到敌人，就开始杀害自己人！"

"我刚才看到了，太惨了！太惨了！"毛毛激动起来。

"我刚才劝了劝将军，但他已经听不进去了。他完全被敌人惹怒了，只要有敌人出没的地方，他就一直派部队，但那些没有经过训练的部队，不但杀不了敌人，还把矛头指向我们自己人。这样下去，肯定会出大乱子的！"军师连声叹气，"我想让你们去劝劝将军，我实在没有办法了。"

"我们去劝？你们那位将军能听我们的？他连你的话都听不进。"毛毛不相信地说。

"军师，你这么有经验都劝不了。在他眼中，我们还只是些小孩子，我们说的话将军怎么会听呢？"田小七也没有一点儿把握。

"愚蠢的想法！"药公公瞪了一眼田小七，八字眉继续一动一动地快速扇着扇子，说："没有劝过，怎么能说劝不动呢？没有做过，又怎么能说不行呢？人家都求你们了，为什么不去？"

"说得也是，要不咱们去试一试？"毛毛动摇了。

"就是，病急还乱投医呢，说不定瞎猫碰到死耗子。"药公公一字一句地吐出了这句话。

"你到底是谁？"军师问。

"不重要，先劝劝你们那位将军吧，别让他再添乱了！走起，带路！"说完，药公公啪地收起扇子，自顾自地就走了。

将军一动不动地坐在那里，热泪顺着面颊流了下来，他不想让任何人看到自己的脆弱和无奈。这座城堡，他保护了几十年了，遇到过很多入侵者，都能一一击败。

但这一次，敌人的狡猾程度、进攻能力，他从未见过，他的经验好像都失效了，他一时不知所措，不知道该怎么办了？他担心一旦撤回部队，那些狡猾的敌人就会反扑。他也很害怕，担心杀手部队会酿成大祸！他感觉自己老了，这座城堡，自己真的有可能要保不住了。

"就是他吧？一副自负的样子。"药公公看到了呆坐在那里的将军。

"将军，您没事吧？"军师上前问候。

将军听见军师的话，赶紧用手擦掉眼泪，回头一看，强作镇定地问："这是谁？是你把他们放出来的！你也太大胆了！"

"将军，您听我解释，咱们需要帮手共同想办法，现在部队杀出去了，他们可能会造成更大的损失，得赶紧把部队调回来呀！"军师着急地劝说道。

"你懂什么！就凭这些乳臭未干的毛孩子？"将军怒了，猛地站起来，眼泪仿佛一瞬间蒸发了，剩下的只有紧锁的眉头和凶狠的目光。

"你居然就是将军？"药公公扇着扇子，蹦到了将军身边，上下打量了他一遍，摇了摇头说："怪不得总打败仗，你这个人，太冲动了！"

"你胡说！你到底是谁？来人，快给我抓起来！"将军眉头一皱，大喊一声。

"将军，他们是来帮咱们的！"军师也着急了，他转头对药公公说："你不是来劝将军的吗？为什么这样说话！"

"我就是来劝他的，你们看看，这是什么！"说完，药公

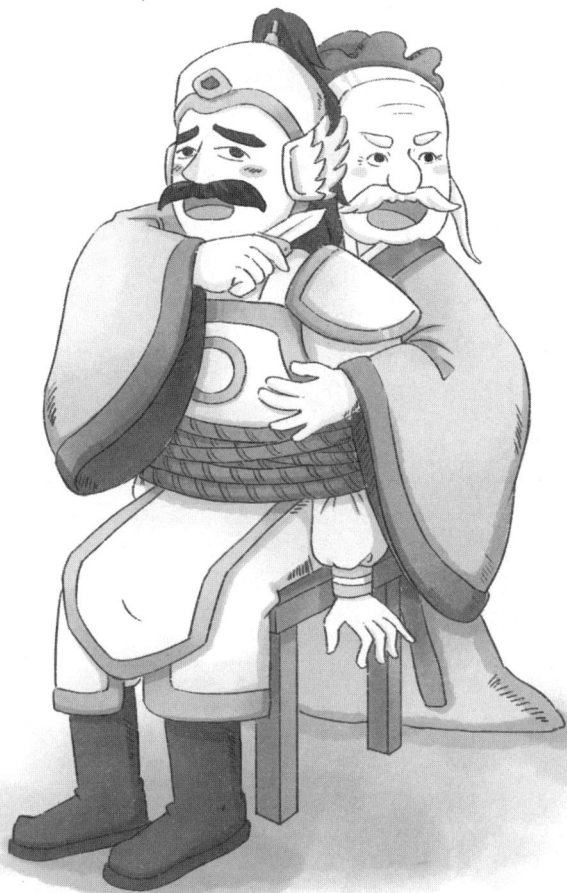

公突然掏出一根绳索向将军抛过去，这根绳索在空中形成几个圈，冲向将军，紧紧捆住了他。接着，药公公掏出一把匕首，瞪起眼、阴着脸，大声呵斥："谁也不要上来，否则我会杀了他！"

出奇制胜

见到这种情景，军师也愣住了，难道这位药公公是敌方派来的？他顿感懊悔不已，心想自己太大意了，竟然没有查清楚就带他来了。

"你不要伤害将军！一切好商量！"军师大喊，"你到底是谁派来的？"

"我？我是她派来的！"听到这里，药公公大笑起来，他冲着小茯苓一指。

"我不认识你啊！"小茯苓百口莫辩。

"你派来的！我这么信任你，你为什么要伤害将军？"军师质问小茯苓。

"我……他不是我派来的！"小茯苓着急地说，"我们也是刚刚认识！"

"他真不是我们派来的！"田小七赶紧为小茯苓作证。

军师蒙了，他看着孩子们也不像撒谎，一时间不知道药公公的来历，但又想救出将军。

"嘿嘿！你别管我的来历了！"药公公不紧不慢地说："现在要解决的关键问题是，你们的部队伤害了自家人！这个问题不解决，大家通通都完蛋！"

"但你为何要挟持将军？"军师不解。

"这个将军是听话的主吗？我要是不捆住他，他说不定会先杀了我！"药公公的话虽然不中听，却有几分道理，"我要让他看看我是怎么帮你们的，你们的目的不就是要保住这座城堡吗？"

听了这话，将军和军师都不约而同地点点头，但将军有些不服气，他又梗起了脖子。

药公公微微一笑，摇了摇扇子说："现在只能做三步，第一尽快拦截信号，不要到处召唤部队了；第二尽快找到杀手部队，培训他们分辨敌我；第三，想办法给敌人戴上标签！"

"给敌人戴上标签？"毛毛感觉药公公的话太荒唐了。"这些入侵者能让你戴标签？"

"我不相信你，你怎么拦截部队？"将军依旧自负，不愿听任何话。

小茯苓也有同样的疑惑，感觉药公公提出的办法的确难以实现。

"这些我们可以做到，只要截住部队！"军师听到这里，大喊一声："来人！先去召唤阻断使者，截住刚才发出的信号！"他喊完便对将军愧疚地说："对不住了，将军，我这次不听你的话了，这个真的要做！"

药公公慢慢摇着扇子说："我得四处看看！"说完，药公公就出其不意地推开将军，快速跑出了大殿。

小茯苓他们充满了好奇，追着跑了出去。军师跟着他们也快步追上去。

"先把本将军放开！"将军见没有人给自己松绑就都跑了，不由得大怒。

军师听到将军的话，下意识停在那里，但却没有动手解开将军身上的绳索，思考了一下，回过头说："将军，要不您委屈一会儿，我们先去看看！"

"你竟敢忤逆本将军，还想不想活了？"将军听闻大怒，咆哮着。

但军师不再犹豫，他知道这样做才是最好的选择，如果现在放开将军，将军在冲动之下不知道会做出什么事情，毕竟现在是最后的希望了。于是，他转过头，坚定地大步跑了出去。

"你！"将军气得瞪圆了双眼，呆呆地看着门口。

药公公跑到了战场上，他看到悲壮、惨烈而又可怕的一幕，只见杀手部队已经杀出了一条血路，不知道有多少圆圆的身影因此而丧命。

而大胖他们呜呜地哭泣着，好像在哀悼死去的大圆们。他们面向空中，不断地发出哀嚎，同时也不断地发出一个个信号弹，信号弹在空中炸裂，好像末日的焰火，绝望而又璀璨。

"这是怎么啦？"小茯苓惊叹道。

"他们在发出信号，召唤新的部队！"军师说道。

"新的部队？为什么要召唤新的部队？"小茯苓更加奇怪了。

"这是他们本能的反应，如果遇到危险，就会不断发射信号，召集新的部队。"军师摇了摇头，"但频繁地召集，会使新的部队不断派出，他们不但没有成熟，并且没有经过训练，于是便会自相残杀！"

"那你赶快发号施令，快让他们停下呀！"毛毛着急了。

"可他们根本不听我的话，他们只听将军的话。不过我已经派出了阻断使者，阻拦发出的信号了。"军师的话让毛毛稍感心安。

药公公听罢，沉思一会儿，直接跳到了战场上，只见他掏出什么东西，飞快地塞到大胖他们嘴里，其动作之快，让所有人傻了眼。

不一会儿，大胖他们纷纷倒下了。

"你塞的是什么东西？"军师愤怒了，"你为什么伤害他们？"

"我没有伤害他们，只是麻醉他们，让他们停止召唤新的部队！"药公公永远不紧不慢，"召唤出新的部队，只会伤害自己，为什么要召唤呢？"

"那下面该怎么做？"小茯苓想知道后面的结果。

"别着急！已经派出了几支部队？"药公公问。

"将军派出了两支部队，前一支就是刚才这里的杀手部队，现在应该快到肺脏了，后一支可能刚刚出发。"军师回答。"所以，我才如此着急地找你们！"

"那我们就找到这两支部队！"药公公收起扇子。

"找到又怎样？他们能听咱们的吗？"毛毛不明白，其实说出了大家的心声，谁都不明白。

"找到之后，就训练这两支部队，让他们不再自相残杀！"药公公的话好像有几分道理，但好像挺难实现的，大家面面相觑。

"我带着你，那个小胖子，应该有些力气；还有你，看起来脑子灵光。"药公公指着毛毛，然后又指了指小茯苓。

"我，小胖子？你应该叫我千里耳！"毛毛拍拍胸脯说。

药公公没有理会毛毛，自顾自地摇着扇子，踱着方步走了。

　　"那我们呢？"田小七问。

　　"你们就跟着这位老爷子去找另一支部队。"药公公指着军师回答。被称作老爷子，军师顿感不悦，但强忍住怒火，没有说话。

　　"咱们出发吧！"药公公说道。

　　"等一等！咱们不能就这样走，得带几个人！"军师忽然想起了什么，他拍了拍手，只听一阵整齐的脚步声，跑来一支少年部队，个个俊秀挺拔，也身着铠甲。

　　小茯苓他们望着这支少年部队，吓了一跳，这又是什么部队，会不会掀起新一轮的风暴，开始新一轮的屠杀？

炎症风暴

"老师，奶奶的病情更加严重了。"小张这次连门都没有敲，直接推开门，冲了进来。他头发凌乱，气喘吁吁，汗水浸透了衣服，后背有一大片汗渍。

"啊！妈！"邱爸爸一惊，手中的笔掉在地上，墨水溅到四处。

"妈！妈！"邱爸爸趴到病床旁边，使劲呼唤着。

但奶奶闭着眼睛，脸红红的，急促地喘息着。

"小茯苓！我听到你爸爸的声音了！"千里耳毛毛突然说道。

"爸爸！"小茯苓激动地说，"快，跟我爸爸说，我们要去救奶奶！"

"我来说！"林夏夏嗓子恢复了，主动请缨，清了清嗓子喊道："邱叔叔，是我，林夏夏，我们要去救奶奶，您放心吧！"

"林夏夏！"邱爸爸又听到了这个声音，惊喜不已，"你们那里怎么样？"

"夏夏，邱叔叔问咱们这边的情况！你快告诉他！"毛毛催促林夏夏。

"邱叔叔，我们这里情况挺……复杂的，敌人太狡猾了。现在我们要去截住两支部队，一支部队去了肺，另一支刚刚出发！"

"一定要截住他们，否则后果很严重！"邱爸爸大吃一惊，这个结果和自己预想的一样，但比预想的还要坏，"孩子们，我已经开出了第一剂中药，你们能见到吗？"

毛毛听完吓坏了，他赶紧传达着："邱叔叔说咱们这边情况很紧急，一定要截住这两支部队，不然……"

"不然怎么样？"小茯苓问。

"不然情况会很糟糕！"毛毛接着说，"不过……"

"不过怎么样？毛毛，你别在关键的时候大喘气！"

"你别急呀！我得一句话一句话地说，你爸爸说他已经开出了第一剂中药，问咱们遇到了吗？"

"中药？"小茯苓疑惑地问，她回头看着大家，忽然间看到了药公公，他正晃着大脑袋、摇着破扇子，摇摇摆摆地走在路上，难道这就是爸爸派出的第一支中药部队？

"药……公公，您是不是我爸爸派来的？"小茯苓犹豫地问。

"我说小姑娘，你可别分开叫，别叫我公公。我当然是你爸爸派来的，来帮你们的！"药公公不高兴了。

小茯苓突然明白了，"夏夏，你快告诉我爸爸，我们应该是遇到了，他正在帮忙！"

夏夏点点头，马上大声传达了。

"孩子们，根据奶奶的情况，我还会开出第二剂中药，可能在肺里和你们集合，你们注意接应着！有什么新情况，到时候跟我说！"邱爸爸急切地叮嘱着，"我这就去开中药，你们一定注意安全！"说完，急匆匆地跑回办公室。

"毛毛，我爸爸又说什么了？"小茯苓拍了拍毛毛，毛毛好像在愣神，一下被拍了回来。

"小茯苓，你别着急，你爸爸说他准备继续去开中药了，说会直接派到肺里，让我们接应着。"毛毛怀疑地问，"怎么能想派到哪里就派到哪里呢？"

"用引经药！指哪打哪！"小茯苓突然想起了爸爸以往说的话。

"引经药？还有这么神奇的中药？"毛毛似信非信。

知识点 💡

　　引经药：指药物对机体某部分的选择性作用，即某些药对某些脏腑经络有特殊的亲和作用，因而对这些部位的病变起主要或特殊的治疗作用。

　　"药公公，您既然是邱叔叔派来的，那您是什么药呢？"田小七好奇地问。

　　"我可不是简单的一味中药。"药公公八字眉往外一撇，"我是一个团队，是一剂中药。"

　　"您怎么看都是单独一个，怎么会是一个团队呢？"田小七不信。

　　"我是一个配合很紧密的团队，方子开得好、用得好，方向一致、目的一致，所以看起来就像单独一个，其实是一个整体。"药公公呵呵笑了，"方子开得不好，就会散落各处，起不到作用。"

　　"药公公，可我记得，爸爸上次仅派出一味中药，而这次为什么派出一个团队？"小茯苓继续问。

　　"这说明你们上次遇到的问题简单，所以派出一味中药就可以解决，但这次遇到的问题比较复杂，必须要派出一个方子。好了，别提问了，咱们赶紧出发吧，时间太紧急了！我们要赶在风暴开始之前截住他们！"药公公收起扇子催促道，说完，他便闪入一个通道。

"什么风暴？"毛毛问，但看到药公公已经跑了，赶紧和小茯苓追了出去。

药公公的脚步极快，仿佛脚下生风，小茯苓和毛毛紧随其后，拼命追赶。穿过长长的通道，顿觉眼前豁然开朗，小茯苓大吃一惊，这是什么地方，竟然如此奇怪。

这是一个巨大、空旷而又透明的世界，由一个个透明的空格子组成，异常壮观，让人惊奇不已。

"我的天呐，这是什么地方，看起来像是冰雪世界，但却是半透明的。"毛毛感叹道。

"这里应该就是小茯苓奶奶的肺脏！"田小七猜测着。

"说得很对，就是这里！"药公公打量着这个世界，却一点也不陌生，他踱步而行，一边走一边沉思，口中还念念有词。

"你在嘟囔什么？"毛毛打断了药公公的沉思。

"我们就在这里守株待兔！还要等一位贵客！"药公公突然说道，但是把所有人都说蒙了，谁也不知道他说的究竟是什么？究竟要等什么人？

"他们来了！"药公公突然说道。

只听见齐刷刷的脚步声，伴随着这脚步声，一支望不到尽头的部队映入眼帘。

"这是？"毛毛好奇地问。

"亦敌亦友！"药公公慢慢地说，"他们可能是咱们的战友，但也可能杀了我们！让我们死无葬身之地！"

"死无葬身之地？"毛毛大吃一惊，忽而想起之前杀手部队对大圆们的残杀，不由得倒吸了一口凉气。

神秘的部队

这支部队领头的是位年轻人，他稚嫩的脸庞燥得通红，眉头紧锁，眉宇间透露出一股戾（lì）气，正气势汹汹地走在前面，挥舞着大刀，带着一支杀气腾腾的部队。

他突然停下了脚步，先用凶狠的目光横扫一圈，狠狠地说道："如果找不到的话，就给我使劲砸、使劲砍，把这一切都消灭掉！"随着他的号令，部队四散开来，准备开始一场残酷的打砸杀。

"你是谁？这是要干什么！"小茯苓张开双臂，想拦住他们，她要拼命护卫住这座城堡，不让任何人伤害她。

"黄毛丫头，胆敢挡住本将军的路，真是找死！如不快走，那就吃我一刀！"年轻人眼中冒着火，想要拔刀吓唬一下小茯苓。

药公公见状，一个箭步冲到了这个红脸年轻人跟前，挡

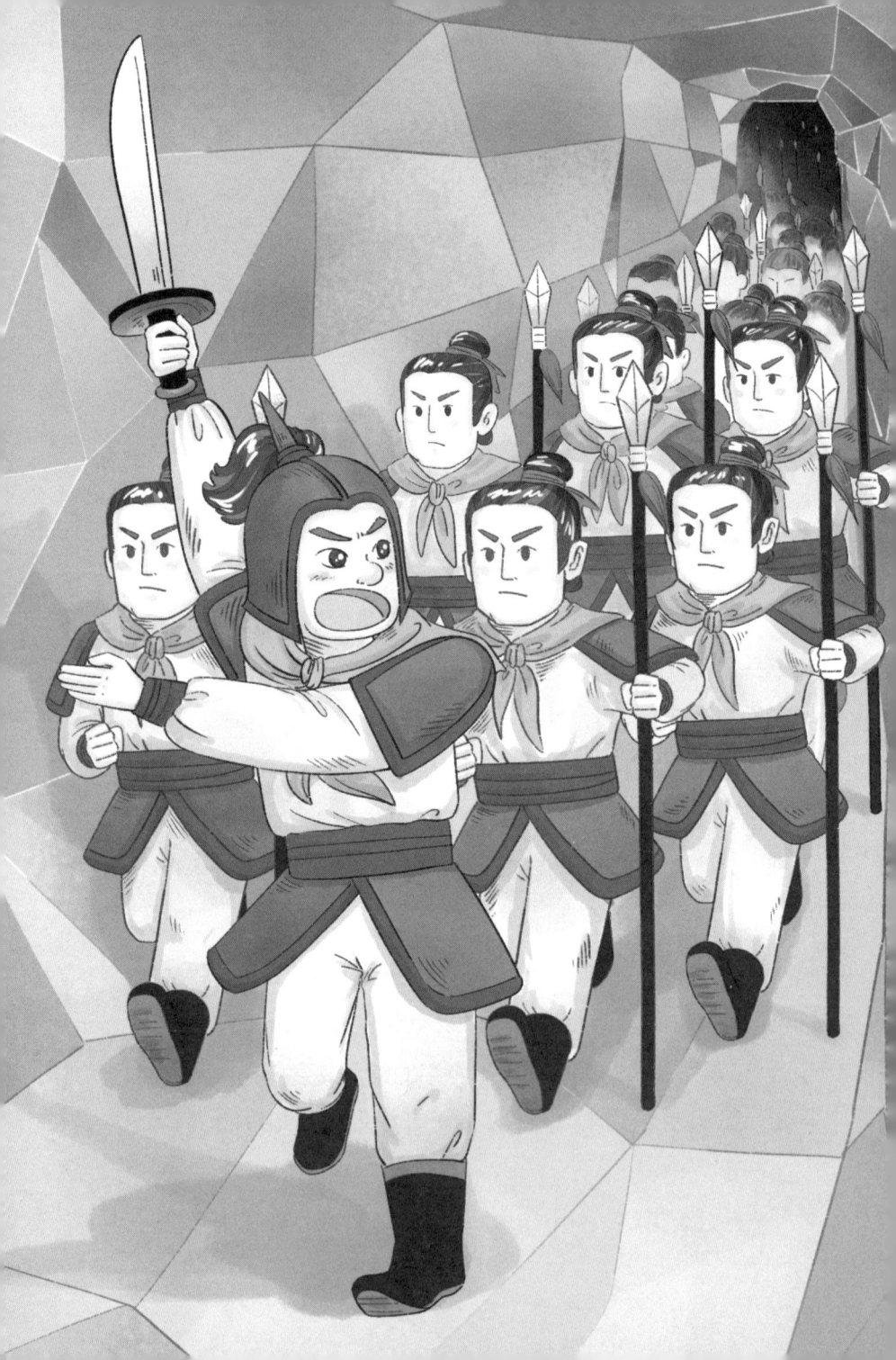

住小茯苓，把双手一摆，似笑非笑地看着他。

红脸年轻人并不把药公公放在眼里，只想用手拨开他，但手到之处，一股力气落了空，身子一趔趄，差点摔倒。

红脸年轻人怒了，大喝一声："你这老头，究竟是谁，胆敢拦我！那就让你先尝尝我金刚大刀的滋味！"说完，他举起手中的刀，在空中闪出一道寒光，直冲向药公公，准备斩杀药公公。

"药公公，小心呀！"小茯苓看到，急忙去拉药公公，但药公公伫立在那里，纹丝不动。

红脸年轻人手起刀落，小茯苓吓得捂住了眼睛，再次睁开眼睛，却见药公公毫发未伤，笑吟吟地看着他。年轻人奇怪极了，他又挥舞了一刀，这次刀过之处，像是直接从药公公的身体穿过，依旧没有伤害到药公公。

"你究竟是谁？"年轻人又惊又怒。

"鄙人不才，就是你的药公公！"药公公八字眉一抖一抖，笑得整个身子都颤动了起来。

红脸年轻人被完全激怒了，只见他眼中凶光一闪，竟将大刀改变了方向，直冲着小茯苓砍杀过去。

小茯苓完全没有想到，这大刀竟然改变方向，药公公也着急了，他伸手去挡，刀从他手上穿过，眼看着大刀向小茯苓身上砍过去，这时大刀却被一双手紧紧握住了。

小茯苓定睛一看，竟然是田小七，失声喊出来："小七，你不要手了？"

田小七接过大刀，顺势用手一推，红脸年轻人猝不及防，连退数步。

田小七却笑吟吟地张开手说："小茯苓，你仔细看看我的手，没事吧。"

小茯苓仔细看过去，田小七的手的确丝毫无损。

一时间，小茯苓、药公公和年轻人都愣住了，红脸年轻人怀疑是自己的刀出了问题，药公公怀疑是自己的脑子出了问题，小茯苓则怀疑是自己的眼睛出了问题。

"小七，你的手怎么了，让我看看！"毛毛大呼小叫地跑过来，他远远看见，不相信自己看到的东西，他一把抓住田小七的手，使劲看着，但田小七的手丝毫没有损伤。

"小七，你是不是戴上金刚手套了？"毛毛佩服得五体投地。

"没有戴。"田小七抽回自己的手，笑着问红脸年轻人："你还要再砍一刀吗？"

红脸年轻人看了看手中的刀，又看了看田小七，不太相信自己。

"你可以再砍一刀！"田小七笑着说。

突然，从天而降的一条绳索捆住了田小七，将他紧紧捆

住，动弹不得，绳索另一端也是一位年轻人，脸黑黑的，皱着
眉头，他甩出另一根绳索，将小茯苓牢牢捆住。

药公公见状，竟然咻溜一声，消失得无影无踪。

"你是谁？"田小七问道。

黑脸年轻人并不回答，继续抛出绳索，毫不费力地绑住

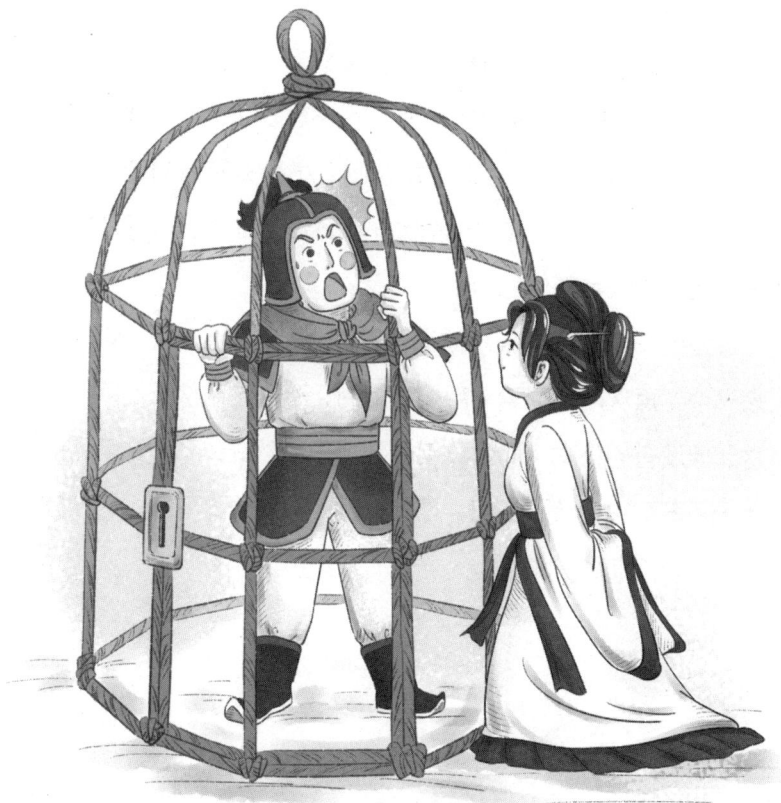

了毛毛和林夏夏，这才对红脸年轻人说："我把他们都制服了，你继续打那些入侵者！"

红脸年轻人点点头，回头对部队大喊道："给我砸、给我杀！挖地三尺，也给我找出这些入侵者，全部杀掉！"

说完，红脸年轻人身后的部队四散开来，开始毁坏周围的环境，仿佛入侵者就藏在地下、墙后等，眼见这个美丽壮观的半透明世界被渐渐破坏。

"不要这样！不要这样！"小茯苓哭得撕心裂肺，她双手被捆着，使劲扭动着身体往前跑，拼命想阻止这场破坏。

"都给我住手！"忽闻一声娇喝。小茯苓带着泪花，循声望去，不远处站着一位柔弱的女子，白净的面孔，水汪汪的眸子，笑吟吟地看着他们。

"哪里来的野丫头，敢在这里撒野！"黑脸年轻人看见又来一个，再次甩出绳索，想如法炮制，不料这条从天而降的绳索非但没有捆住她，而且一接触到女子竟然变成了一个巨大的笼子，在空中调转了方向，直冲黑脸年轻人盖了下来，将他完完整整地罩住了！

制胜法宝

"你又是谁？"红脸年轻人大吃一惊，看着这娇弱的女子，心中却有几分忌惮。

"一个过路人而已，路见不平，拔刀相助。"女子依旧笑容满面。

"过路人！你可不要多管闲事！"红脸年轻人的脸更加红了，"赶紧把我大哥放出来！"

"原来你们是兄弟，怪不得都这么暴躁！"女子银铃般的笑容传来，让红脸年轻人感觉格外刺耳。

红脸年轻人壮起胆，挥舞着大刀，砍向女子。

这大刀砍向女子的一刹那，变成了一条蛇，并扭转了方向，吐出红信子，在空中舞动着，直冲红脸年轻人袭去，吓得红脸年轻人拼命奔跑，逃到笼子周围，笼子突然开了门，红脸年轻人没有丝毫犹豫，冲进了笼子，笼门立刻关上了。

小伙伴们都看呆了，这是哪里来的神奇女子！

"你是谁呀？"毛毛既敬佩又惊奇，一边挣扎着，一边扭着身体往前跑了几步，瞪着眼睛看着这位女子。

"她是小茯苓的爸爸派来的。"一个熟悉的声音传来，药公公笑呵呵地捋着八字胡。

"药公公，您刚才去哪里了？"小茯苓见到药公公，又欣喜、又疑惑。

"他刚才跑路了！"毛毛说。

"他才没有跑路，他去接我了！"女子瞧着毛毛，纠正他说："这场战争需要我们配合才能打胜。"

"你是谁？药公公怎么知道你要来？"毛毛被反绑着，蹦到女子跟前，上下打量着她，她身形矫健，但有一番别样英姿。

"他是药公公，那我就是药婆婆！"女子莞尔一笑，说完冲着小伙伴们身上一吹，几个孩子身上的绳索便消失了。

"药婆婆，请受我一拜！"毛毛看着药婆婆，无比敬佩，于是躬身一拜，抬起身来却被吓了一跳，"药婆婆，您看，这可怎么办？"四周竟然布满了密密麻麻的战士。

"药婆婆，快使出你的致命武器吧！"毛毛大声央求着。

"致命武器？我可没有。"药婆婆依旧笑容满面，"就是有，也不能对付咱们自己人。"

"自己人？他们是自己人？"毛毛蒙了，他不知道什么才算自己人，"这些人攻击我们，也能算自己人？"

药婆婆并没有理会毛毛的话，她站在部队前面，大声呵斥道："你们的目的是什么？是不是保护这座城堡？为什么要破坏这座城堡？"

从她柔弱的身躯中发出洪亮的声音，这个声音极具震慑力，战士们面面相觑，不知道如何回答。

黑脸年轻人听到这话，站起来说："我们的目的当然是保护这座城堡，我们不是破坏这座城堡，我们只是在寻找入侵者！再说，你有什么资格，难道是你好人吗？"

药婆婆微微一笑，声音不大但极具有穿透力："如果我们是坏人，你还能活着跟我说话吗？"

"我……"黑脸年轻人接不上话了。

"那你为什么关我们！"红脸年轻人大声喊着。

"如果不关着你们，我们能活着和你说话吗？"药婆婆笑着，盯着这位莽撞的年轻人，"再说，是你自己进笼子的，我又没有逼你。"

"你！"红脸年轻人也被怼得说不出话来了。

"快出来吧！该你上场了！"药婆婆冲着部队大声喊了一阵，只见部队自动分为两部分，中间留出一个过道，一个熟悉的身影顺着这个过道走了过来，身后还跟着一队少年。

"这不是军师吗？"小茯苓惊奇地说。

"你刚才躲到哪里去了？"毛毛对着军师嗔怪道。

"我刚才去搬救兵了。"军师解释道。

"他躲在一边，看看你们究竟有没有力量控制住我们！"红脸年轻人在笼子里看热闹，哈哈大笑。

军师有点窘迫，但很快恢复了常态，说："我刚才是躲起来了，但我的目的是要保护他们！"说完，指了指身后的少年兵。

"开始吧，把你们缺的那一课补上吧！"药婆婆对军师说，"你要教这支部队，哪些是好人，哪些是入侵者！"

军师点点头，大声喝令："全体听令，统一站好！"话音未落，这支部队竟然快速站好了。

药婆婆冲着笼子中的黑脸和红脸年轻人，大喊了一声："抓紧时间给我站好！"两个年轻人迅速起身，站成一排。

"这是真正的部队，虽然刚才有些莽撞！"小茯苓感叹道。

军师大声喊道："我来告诉你们，如何分辨入侵者……"

"这话早说该多好！引起了多大的麻烦呀！"毛毛嘟囔着。

"毛毛，咱们不了解一切，不能盲目判断。"小茯苓不知道为什么，她理解这里发生的一切。

"小七，你刚才那么厉害，怎么学的？你是变魔术吗？"毛毛转移了话题，开始上下打量着田小七，想好好研究他。

"我这个本事呀，说来话长！"田小七笑了，开始逗毛毛。

"小七，我一问你，你就说'这个说来话长'，你语文学得这么好，就不会简略说吗？"毛毛瞅着田小七。

田小七还没来得及说话，军师回头一笑，说："我讲完了！"

"你才说了多一会儿？你教会了吗，别过一会儿他们再打我们？"毛毛不禁担心，不由得想起自己上课也经常走神，万一这个部队走神该怎么办？

"我们有的是作战经验，只是铠甲部队有些匆忙，还没有对他们进行系统训练，才会变成杀手部队，出现今天的情况！现在我们的战士都明白了如何寻找入侵者？入侵者是什么样子？不会再盲目破坏城堡了！"军师笑着对小伙伴们说。

"那其他部队呢？"毛毛好奇地问，"他们知道入侵者什么样子吗？见到我毛毛，不会砍我吧？"

军师微微一笑，吹了一声口哨，少年部队围聚过来。

"刚才我说的话你们都听到了吗？"

"听到了！"

"下面该做什么？"

"我带着他们，把您说的话传达下去，传达给每一支部队，告诉他们入侵者的嘴脸，让他们牢牢记住！"为首的一位少年大声回答道。

"好！"军师满意地点点头，"准备出发吧！出发之前，带着这个！"说完从身上摘下两个古怪的东西，一个像哨子，上面刻着很多花纹，非常精巧，另一个像标记物。

"这是什么？"毛毛探出脑袋，想抢过来看看。

军师没有说话，用手挡住了毛毛的手，将这个古怪的东西递给了为首的少年，然后笑着说："这是制胜法宝！"

紧急翻转

"这是什么制胜法宝？"毛毛好奇极了，他又转到少年身边，想抢到手里看看。

"他们辨认出入侵者，然后一吹起这个，我们就知道入侵者来了。他们会将这个标记物贴在入侵者身上，贴上这个标签，能发出信号，我们的军队就会发现这些入侵者并绞杀掉。"军师说，"还有，听我命令，传达下去，不得随意发出聚集信号。"

"是！"少年部队昂首挺胸，齐刷刷地喊了一声。

"你们该出发了，多保重！"军师说完，大手一挥，少年部队就如一阵旋风，四下散开，奔赴各处。

"我还有个问题，这两个人该怎么办？"毛毛指着红脸和黑脸年轻人问。

"放我们出去！"红脸年轻人和黑脸年轻人使劲摇晃着

笼子。

"可别放他们出来，他们要是出来了，我们就遭殃了！"毛毛不同意。

军师摇摇头说："可不能关着他们！他们是带队伍的！"说完，对两个年轻人说："你们知道错在哪里了吗？"

"不知道，我们的使命就是杀死这些入侵者。"黑脸年轻人梗着脖子，不服气地争辩着。

"但是你们并没有杀死入侵者，而是在破坏城堡呀！"小茯苓不同意了。

"有时候，我们管不了这么多，我们就是战士，找出入侵者、杀死入侵者是我们最重要的使命！"红脸年轻人低下头，其实他已经开始后悔了。

小茯苓大声喊道："如果这座城堡被破坏了，那你干的事情又有什么意义呢？"小茯苓气坏了，"如果这座城堡没了，那你们也同时消失了！"

"你们的任务就是保护城堡，无论出于什么原因，都不该破坏城堡。你们最要紧的是去找入侵者，发现入侵者、消灭入侵者！"药婆婆柔柔的声音充满了无限的力量，她盯着两位年轻人，继续说："听我说，你们现在要尽快出去，带着部队寻找入侵者，但再也不要以保护的名义去伤害这座城堡了！"

药婆婆柔软而有力量的话竟神奇地起作用了，两位年轻人的表情发生了变化，他们相互看了一眼，对药婆婆说："你的话很有道理！把我们放出去，我们听你的，不会再破坏这座城堡了，而是找到并消灭真正的入侵者，保护这座城堡！"

"别放他们出来！"毛毛还是不放心，他想拉住药婆婆，但他的手碰到女子的衣袖时，竟然划空而出，毛毛惊呆了，"您是活人吗？"

"我当然不是活人。"药婆婆莞尔一笑，"我是药婆婆。"

药婆婆说完，笑着走到笼子跟前，吹了一口仙气，笼子立刻消失了。

"这又是什么戏法？"毛毛简直不敢相信，同时身体往后一躲，他担心被人袭击。

但红脸年轻人和黑脸年轻人却没有丝毫要袭击他们的样子，只是捡起掉落在地上的刀，走到女子前面，双手握拳一拱手，便转过身走了。

"他们为什么不砍我了？"毛毛跳到军师跟前，"他们干什么去了？"

"他们本来就不是坏人，只是缺乏训练。现在他们去完成使命了。"军师说。

"什么使命？"

"打败入侵者，保护这座城堡！这是我们与生俱来的使命！"军师看着毛毛。

听到这话，没有走远的红脸年轻人停下来，转过头接着说："我们现在意识到刚才有多么荒唐了，我们差点亲手毁了这座城堡。我们要找出入侵者，杀死入侵者，保护这座城堡。"说完，红脸年轻人和黑脸年轻人带着部队快步走了。

"邱老师，奶奶的病情终于有改善了！体温降下来了。"小张看着体温计，欣喜地说："奶奶呼吸平稳了，体温也正常了。"

"改善了？"邱爸爸急匆匆地跑到母亲身边，看到母亲呼吸不再急促，俯下身子，轻声呼唤道："妈！妈！"

随着邱爸爸连声地呼唤，奶奶的双眼勉强睁开了一条缝，她使劲想说什么，但声音很低、很轻。

邱爸爸把耳朵凑到奶奶嘴旁边，依稀听到奶奶说："我好像听到小茯苓的声音了，她在叫我，是小茯苓吗？我好想她呀！"

"妈，她快回来了！她就在……"邱爸爸迟疑了一下，咽下了将要脱口而出的话，"妈，您好好休息，我带她回来看您。"

"邱老师，奶奶醒了，开始恢复了，是不是您开的中药发挥作用了。"小张说。

"应该是西药和中药共同发挥作用了。"邱爸爸的脸上终于露出了一丝笑容。

"邱老师，我看您开了两个方子，没有一味药物是抗病毒的，为什么会发挥作用呢？"小张还有疑问。

"小张，我们用的是中药还是西药？"邱爸爸正色回答，"如果是西药，可以使用抗病毒的药物。但我们使用的是中药，调节的是人体免疫体系，而不是直接对抗病毒。我之前就说过，你既然使用了抗病毒的药物，是治疗同一类病毒吗？"

小张点了点头，这才明白了什么是真正的中药。

知识点 💡

中药：是在中医理论指导下认识和使用的药物，如果用西医理论指导使用中药，就不再是中药了，而是变成了西药。比如用中药抗病毒、降血糖，这就把中药当成西药使用了。

"军师，咱们下一步该怎么办？"小茯苓问，军师没有回答，转头望向药公公。

"看看你们的部队发挥作用了吗？"药公公望着军师，笑呵呵地说。

"您不是挺厉害吗？"毛毛问药公公，"您不是邱爸爸派来专门消灭这些入侵者的吗？对了，还有您！你们是不是两口子？"说完，又看着药婆婆。

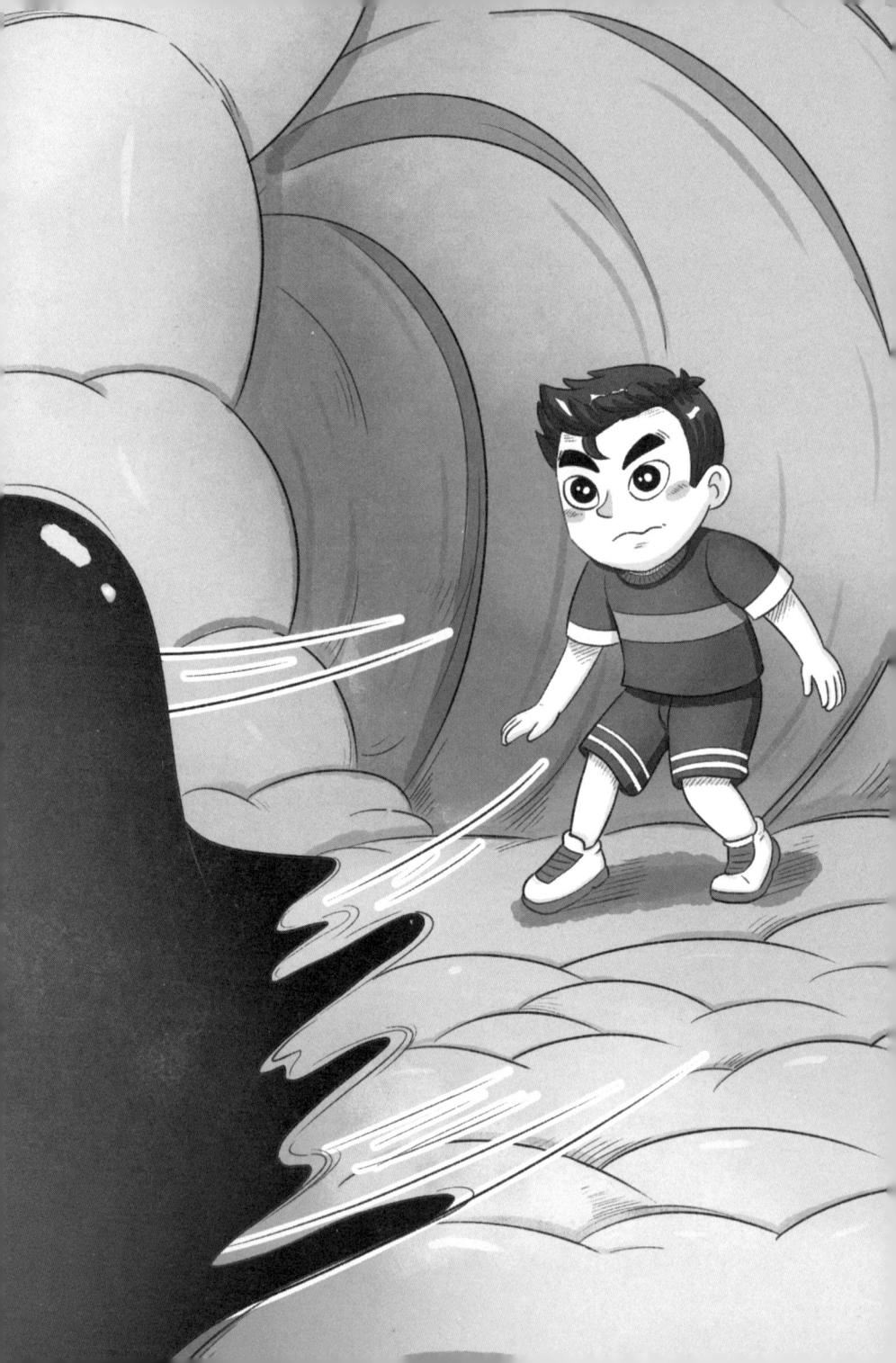

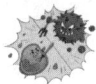

"我们可不是打入侵者的，我们的职责是帮助咱们的部队消灭入侵者，而不是破坏自己的城堡。"药公公听完毛毛的话，笑起来。

"我们也不是两口子，小胖子，你说话注意些！"药婆婆眉头一蹙，竟然有几分威严。

"你们的任务是帮助咱们的部队打入侵者。"田小七总结道，他转过头悄悄对小茯苓说："我猜药公公和药婆婆是在帮助奶奶的免疫系统杀死病毒。"

"这么说，你们也是军师。"小茯苓明白了。

大家都笑了，就毛毛没有听懂，他也没好意思问，只觉得无聊，突然看到不远处有个黑影一闪，他想叫田小七，但田小七他们正在热烈讨论着。

毛毛只好自己悄悄地跟上这个黑影，而黑影嗖地一下消失在转角处。毛毛着急得想跟上去，使劲用力一蹿，一个黑影在转角处突然冲出来，吓得毛毛大喊："救命！救命！有入侵者！快把他干掉！"

釜底抽薪

黑影听见毛毛喊声越来越大，吓得又躲到了转角后。

毛毛见黑影不战自败，反而躲了起来，料定实力不强，顿时自己的胆子也大了不少，于是走到转角后大声喝道："快出来吧！"

黑影却一动不动。

毛毛胆子更加大了，大喊道："你到底是谁？"毛毛还没有得到回应，于是俯下身子，用手一拽，居然拽出一个花脸，正在窘（jiǒng）迫地、皮笑肉不笑地看着毛毛。

"快来人呀！这里有入侵者！"毛毛刚刚增长的胆子被这个花脸吓了回去，他想放手。

"在哪里？"军师火速跑过来，举起手中的武器准备要向花脸劈下去。

"别打我，我不是入侵者，我真的不是入侵者。"花脸恐惧地望着军师。

"等等，军师，我看着这个入侵者怎么和我们以前见过的不一样呢？你是谁？"小茯苓急忙拦住军师。

"我真的不是入侵者，我是被派来的！"花脸着急地解释道。

"派来的？"军师放下武器，冲着药公公和药婆婆喊道："你们认识吧，是不是一伙的？"

药公公迈着八字步，走到花脸跟前，仔细瞅瞅，说："这位呀，我认识！但不是你爸爸派来的。"

"那是谁派来的？"小茯苓不明白了，"你叫什么？"

"我叫板蓝根！是你爸爸的学生张大夫派来的。"花脸说。

"哦，原来你是味中药呀！你进来干什么？"田小七问。

"好像张大夫派我来杀入侵者，但我转了很久，我……不太认识入侵者，也没有找到他们。"板蓝根低下了头。

"为什么派了个傻子！"毛毛听完笑了。

"毛毛，板蓝根可不是傻子，这是一味重要的中药，可以清热解毒、凉血消斑、利咽止痛，治疗很多病。"小茯苓不喜欢毛毛这样叫板蓝根，"上次我嗓子疼得厉害，我爸爸就是用板蓝根治好的！"

知识点 💡

知识点 💡

板蓝根：属于清热解毒类中药，具有清热解毒、凉血消斑、利咽止痛等功用，善于治疗咽喉肿痛，也可治疗外感风热或温病初起，或多种瘟疫热毒之证。

"但事实证明，他在这里就是毫无用处！"毛毛不服气地争辩道。

"那是因为人们用错了中药！"小茯苓护着板蓝根，"他们派板蓝根来杀灭入侵者，是用错了药！这不是板蓝根的错！"

花脸板蓝根撅着嘴说："我们中药最无辜了，有时候被用错了，就说我们中药不管用，可这是那些用错药的人的问题！"

"我爸爸说用中药是调节人体的免疫力，由此来对抗病毒这些入侵者，而不是直接抗病毒的。"小茯苓接着说，"但很多人总是用中药抗病毒，结果效果不好，其实是用错了。"

药公公笑着对小茯苓说："看来你爸爸没有白教，你领悟得很好！但咱们的时间挺紧张的，还要去干几件大事！"

"什么大事？"

"第一件大事就是打败入侵者！"

"打那个黑色魔王？"毛毛听到这话，来了兴趣，感觉游戏里的终结情节要实现了。

"要先制服这个魔王，这样群龙无首，溃败是必然结果，这叫釜底抽薪。"药公公说。

"什么斧？什么底薪？"毛毛听愣了。

"釜底抽薪是一个成语，意思是说从锅底抽掉柴火，比喻从根本上解决问题。"小茯苓笑着说。

"怎么制服呢？您有厉害的兵器，还是有神奇药水？"毛毛上下打量着药公公，好像身上什么也没有。

"别看了，没有，什么都没有！"药公公看透了毛毛的心思，八字眉一撇，双手一摆，笑呵呵地看着他。

"那您怎么打？"毛毛泄了气，"拿什么去打？"

"你忘记了吗？我说过我们不会直接打入侵者，我要训练一个战士，让他去打！"

"哪个战士能打败黑色魔王。"毛毛可不信。

药公公看了一周，最后眼神落到了军师身上，军师吓了一跳说："难道你想让老朽去打这场硬仗？"

"非也！你的确是有点老。"药公公的话倒也直爽，"不过，你们那位将军如果好好调教一番，倒是块料。"

"对呀！我怎么把将军给忘了？"军师恍然大悟，马上一拍脑门说："坏了，将军还在大殿里被绑着呢！"

军师带着大家急匆匆赶回了大殿，但大殿里却空无一人。

"将军呢？"军师不断抹着汗，心慌不已，他四处喊着："将军！将军！"

"会不会被那个黑色魔王掳走了？"毛毛猜出一个不好的结果。

"但愿不是！"军师更加着急了，"将军！将军！您如果听到了就快回答一声！"他焦灼地到处搜寻着，使劲喊着，但听到的只有空荡荡的回音，将军好像在这座大殿中消失了。

寻找将军

令人失望的是，无论军师怎样呼喊，都没有将军的任何音信。

"我应该猜对了。"毛毛更加相信自己的判断，但他的话被林夏夏制止了。林夏夏一个严厉的眼神，毛毛读懂了，这是告诉他别继续说了！

"不会的。"军师不愿相信，但他也不知道将军究竟去了哪里？

"军师，您先别着急，我们是不是先分析一下将军可能会去哪里？"小茯苓提了个建议。

"对！小茯苓说得对。都先别着急，也别盲目地猜。"田小七也同意。

"盲目地猜？我这叫第六感！"毛毛不同意大家对自己的判断。

小茯苓来到将军坐过的地方，仔细观察着，突然说道："我明白了！"

"明白什么了？"军师着急地问道。

"将军是自己弄断了绳子走的。"小茯苓指着地上，地上的确有几个短绳。

"为什么是自己弄断的？"毛毛还是不信。

"毛毛，如果入侵者要带走将军，为什么要把他的绳子弄断呢？绑着带走岂不更加容易？"小茯苓反问毛毛，毛毛觉得也有道理。

"小茯苓说得对，将军的确是自己弄断绳子走的，你们看！"田小七指了指一边的棱角，"将军就是在这里磨断的绳子。"

"所以将军是自己走的，但是去了哪里，军师你应该知道！"小茯苓转过头，看着军师。

"我怎么会知道？"军师蒙了，"我一直和你们在一起。"

"可是，你知道将军最在意什么，他应该就去了哪里！"小茯苓看着军师，继续分析道。

"最在意什么？当然是这座城堡！对将军来说，这就是他的命！"军师喃喃自语，"但他现在会去哪里呢？"

"会不会去找那个黑色魔王，决一死战！"小茯苓问。

"对！"军师恍然大悟，"将军不会眼睁睁看着城堡毁于一旦，他会尽全力保住城堡，应该就是去找那个魔头了！"

"那咱们当前的任务就是找到那个魔头！"

"小茯苓，我承认你说得有道理，可是怎么找呢？"毛毛听了有几分信服，也有几分疑惑。

"这个……我也不确定，咱们试一试！走，跟我出去找个东西。"小茯苓说完，就快步走出了大殿。

"什么东西？"毛毛半信半疑。

大家走出大殿，外面静悄悄的，小茯苓往四周看了一遍，对毛毛说："毛毛，要发挥你的特长了，你走在前面，用你的千里耳听听，哪里有那个可怕的花球！"

千里耳毛毛一听到这个，立刻有身负重任的感觉，郑重地点点头，他走在头里，一边走，一边倾听着，大家则悄悄地跟在身后。

走着走着，毛毛突然停下了脚步，他好像听到了什么，趴在一堵墙上听了一会儿，回头悄声说："这里好像有很多很多的花球，我听到密密的声音。"

"你的意思是很多花球？"军师大惊，"将军在里面吗？"

"我没有听到将军的声音。"毛毛只听到了花球的声音。

"咱们快进去看看。"军师时刻担心着将军。

"如果都进去，有可能会被一网打尽。"小茯苓分析说，"咱们兵分三路，我和毛毛，还有药公公、药婆婆进去找黑色魔王，田小七、林夏夏在外面接应，军师您带几个人，抓紧时间召集部队过来。"

"还是我和毛毛进去吧，你一个女孩子，不安全。"田小七不太放心小茯苓。

"有我武功盖世的毛哥呢！"毛毛拍拍胸脯。

"放心吧，还有我们。"药公公也有信心。

田小七只能无奈地点点头，其实心里也没有底。

"可是，小茯苓，咱们怎么才能进去呢？"毛毛问。

"肯定有入口，不然这些入侵者是怎么进去的？咱们顺着墙仔细找找。"小茯苓说完，开始寻找入口。

"小茯苓，你说得有道理，应该有入口，但是找起来未必容易，你想想，得多么隐蔽。"毛毛搜寻着，但也没耽误他唠叨。

"还有啊！药公公，一会儿咱们打进去，您可不能溜走，得保护我们！"毛毛见小茯苓没有理他，继续对药公公说。

"我可保护不了你们，我早说过了，我不会武功，也没法消灭入侵者。"药公公的话吓了毛毛一跳。

"您是真不会呀？我以为是谦虚呢！那带着你们有什么用？"毛毛顿感底气不足。

"我可一直说我不会消灭入侵者，但我说过，我可以调教将军，让他来消灭入侵者，保护你们，这是他的责任！"

"您可别提这位将军了，说不定已经被抓起来了，他还保护我们，我们保护他差不多。"毛毛说着，感觉腰有些酸，站起身子来，想歇一会儿，但看到不远处有些亮光，于是快步走过去仔细查看。

　　"小茯苓，是不是这里？"毛毛指着这个地方，"这个地方有个洞，好像是可以出入的洞。"

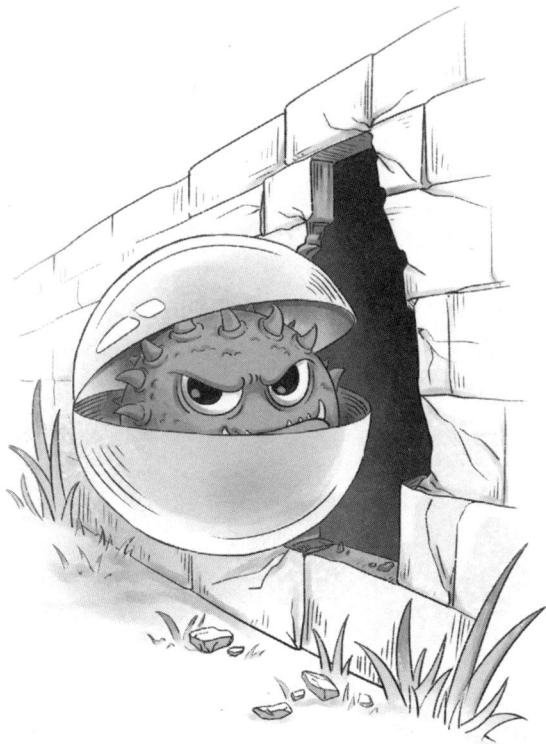

　　"真的？"小茯苓兴奋地问。

　　"嘘！别说话！"毛毛突然制止住小茯苓，一只手指向一边。

　　小茯苓仔细看着，果然有个洞，一些圆圆的物体顺着这个洞进去了。

　　"这是什么？"小茯苓仔细观察着。

　　其中有一个圆圆的物体在快进入的时候，突然掀起了外壳，里面竟然透射出诡异的暗红色光芒，射出两道寒光，令人不寒而栗。小茯苓吓得倒退了几步，这可怕的寒光，怎么那么熟悉！

意外相遇

"小茯苓，这不就是那个可怕的花球吗？"毛毛惊恐万分，直勾勾地盯着它。

但可怕的花球并没有发现他们，只是偷溜了一眼，就迅速盖上外壳，游了进去。

"小茯苓，咱们也跟着进去吧！"毛毛说完，想一头扎进去，只听哎呀一声，捂着头又出来了。

"哎呀！我的脑袋碰坏了。小茯苓，这里进不去，没有通道。"毛毛摸着脑袋。

"毛毛，可是刚才进去好多……对了，还有那个入侵者，它是怎么进去的？"小茯苓想起那个可怕的花球，还是会让人不寒而栗。

"我的确撞到了头，小茯苓，你不信我？你摸摸我的头，这里鼓起一个大疱呢！"毛毛感觉被冤枉了。

"小茯苓，我分析，毛毛应该是碰到了障碍，但这个障碍只是拦住我们，拦不住它们！"田小七思索了一阵，突然开口说。

"拦不住谁？"毛毛也好奇了。

"我试试，能进去吗？"田小七说完，逮住一个圆圆的物体，顺着缝隙竟然钻了进去，这个圆圆的物体带着田小七浮起来，顺利地进了洞。

"果然管用，小七已经进去了，毛毛，你就陪着夏夏等在外面吧！"小茯苓说完，学着田小七，也逮住一个圆圆的物体，如法炮制，进去了。

"该咱们了，小胖子，你和这个小姑娘等在外面吧，保护好小姑娘！"药公公说完，接着招呼了一下药婆婆。

"小胖子，我……"毛毛想反驳，但药公公与药婆婆早已不见了身影。

田小七被圆圆的物体带着，不断地游动着，里面是一个偌大的神奇空间，纵横铺设着很多横条，好像光缆一样，散发出奇异的光芒，映照出一个五彩斑斓（lán）的世界。

突然，田小七看到了什么，那个熟悉而又恐怖的身影又出现了，正是那个可怕的花球，这个花球游走着，碰到了一个巨大的屏障，接着一把推开圆圆的物体，往屏障后纵身一跳，消失了。

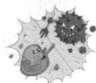

田小七也推开圆圆的物体，然后学着花球也纵身一跳，跳下去的时候，直接傻眼了，因为这里布满了密密麻麻的花球，无数道寒光、无数个锋利的飞刀迎接着他，仿佛汇成了一片"刀海"，可以随时绞碎任何东西、任何人，他心中暗自一沉，这下可在劫难逃了！

就在田小七要沉入这一片"刀海"中的时候，被一双有力的大手捞了起来，这双大手继续捞起了小茯苓，一手一个，然后身形矫健地跳到了屏障上。

药公公和药婆婆则不用捞，他们极为灵活，跟着这个身影，顺势一跳，也跳到了屏障上。

"多谢大侠！"田小七抹了一下额头上的汗，抱拳一拱手，抬起头的时候，却看到了一张熟悉的面孔，"是您！您是怎么进来这里的？"

小茯苓定一下神，抬头看去，一个英姿飒爽的白色身影，不由失声叫道："将军！您怎么会在这里？我们找您找得好苦！"

"别喊！小丫头，你还想活着出去吗？你想召唤敌人过来把咱们一举消灭吗？"药公公十分不满，虽然看到将军也有几分欢喜，"你来得正好，我正要教给你御敌之术！"

"谁要你教！"将军不屑一顾，仍旧满脸傲慢。

"你怎么一点也没有改，我以为你经历了这么多，应该改

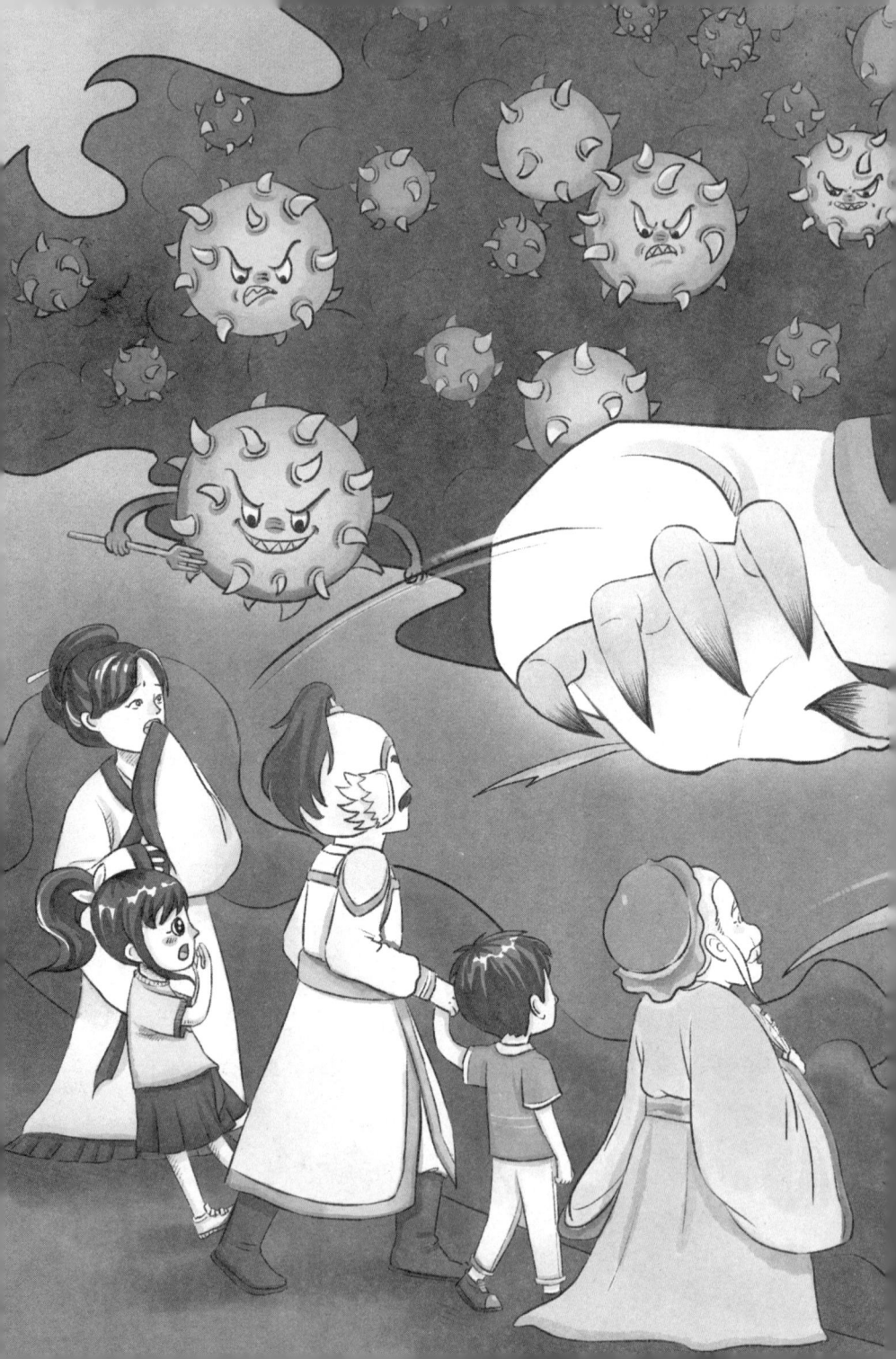

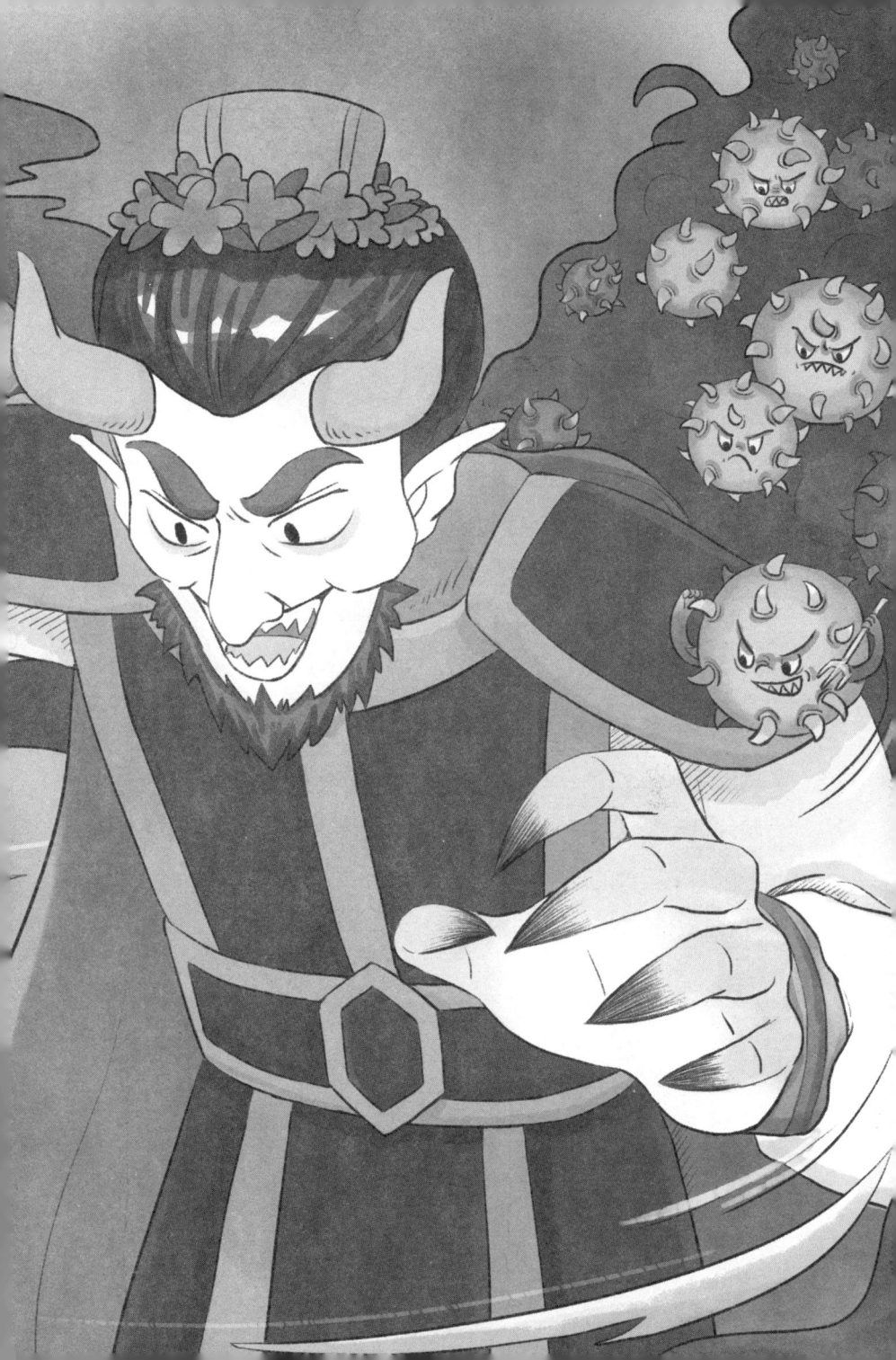

改脾气了！"药公公不满地说，又担心被入侵者听到，只得压低了声音，小声叨唠着。

"将军，你居然挣脱了绳子？"田小七有些佩服将军。

"如果那根小小的绳子能捆住我，我将军岂不是浪得虚名！"将军依旧是傲慢的。

"居然还真有送死的！哈哈，你们闯入到我的阵营里来，看来是活腻了！"一阵浪笑，打破了所有的平静，一张狰狞的可怕黑色面孔呈现在大家面前。

"黑色魔王！"田小七一惊，差点跌下屏障，将军伸手扶住了他。

黑色魔王张开大口，仰天狂啸了一声，只见两片密密的乌云笼罩在上空，压了下来，聚在黑色魔王两侧。仔细看去，两片乌云竟是无数个可怕的花球聚在一起，仿佛给黑色魔王插上了两个巨大的翅膀。黑色魔王露出了狡猾而又诡异的笑容，死死盯着唾手可得的猎物。

擒贼先擒王

将军虽然身经百战，但遇到这种场景也不多，不由得心中一紧，往后一退。

"不能怕！不能后退！给我顶上！"药公公使劲踹了将军一脚，将军差点摔倒，但很快就站稳了，他恼怒地看着药公公。

药公公说："别看我，你去死盯着这个黑大个！两军相逢勇者胜！"

"你这个坏老头，要我送死吗？要论个头，这个黑色魔王比我大一圈呢！"将军既害怕又生气。

"看我们的！"药公公打了一个呼哨，两人竟如蜻蜓一般，和药婆婆一起站在将军肩膀上，将军没有感觉到丝毫重量。

"变身！"药婆婆刚说完，药公公嗖的一下，竟然变成了一包中药。

"你这个傻老头子，不是让你自己变身，而是给他变身！"药婆婆又惊又怒，"死老头子，赶紧变回来！"

"对了，对了！不是我变，是他变！"药公公恍然大悟，重新变回了人形。

"但这个变身需要咱们合力才行！"药公公望着药婆婆，药婆婆心领神会，两人飞到空中，四掌相合，然后指着将军，口中念念有词，然后大叫一声："变！"

随着药公公、药婆婆合力的叫声，将军快速茁壮成长，变成了一个巨大的将军，那黑色魔王在他面前，竟成了一个矮子。

将军顿觉士气大增，俯下身子，低头看着黑色魔王，笑着说："小个子，你倒是上来呀？"

黑色魔王见到变身之后的将军，也觉得害怕，立刻化成一股黑烟，溜走了，它身边的无数花球顷刻间四下散开，消失在黑暗中。

"咱们赶紧追上，把这个黑色魔王一网打尽！"田小七着急地催促道。

将军马上迈开步伐去追，但是迈开步子的一瞬间，却又恢复了原型。他惊奇地看着自己，又看看药公公，不知道为什么魔法突然消失了。

"这是为什么？"田小七问药公公。

"这不过是障眼法，吓唬敌人、给自己壮胆用的，其实将军并没有变大，将军还要自己去挑战那个黑色魔王，这是他的使命！"药公公无奈地说，"我们的魔法只能用于一时，不能用于一世。"

化成黑烟的黑色魔王，早已躲在暗处，观察到将军恢复了原状，便不再害怕，现身出来，带着花球军队自暗处冲杀了过来。

恢复原形的将军又萌生了退意，他又想往后退，却被药公公抵住了后腰。

"将军，你的使命是什么？"药公公在左耳边问。

"将军，你带领军队打了多少次胜仗，你这次要认输吗？"药婆婆则在右耳边问。

"将军，这个黑色魔王不过是作恶一时的妖孽，你难道怕它吗？"药公公继续在左耳边说话。

"将军，你忘记你父亲叮嘱你的话了吗？要守住这座城堡！"药婆婆则继续在右耳边说话。

"好了！别说了！"将军终究恼了，他怒目而张，紧紧盯着黑色魔王，"咱们俩先决一死战！"

"就凭你？"黑色魔王望着恢复原状的将军，并没有放在心上。

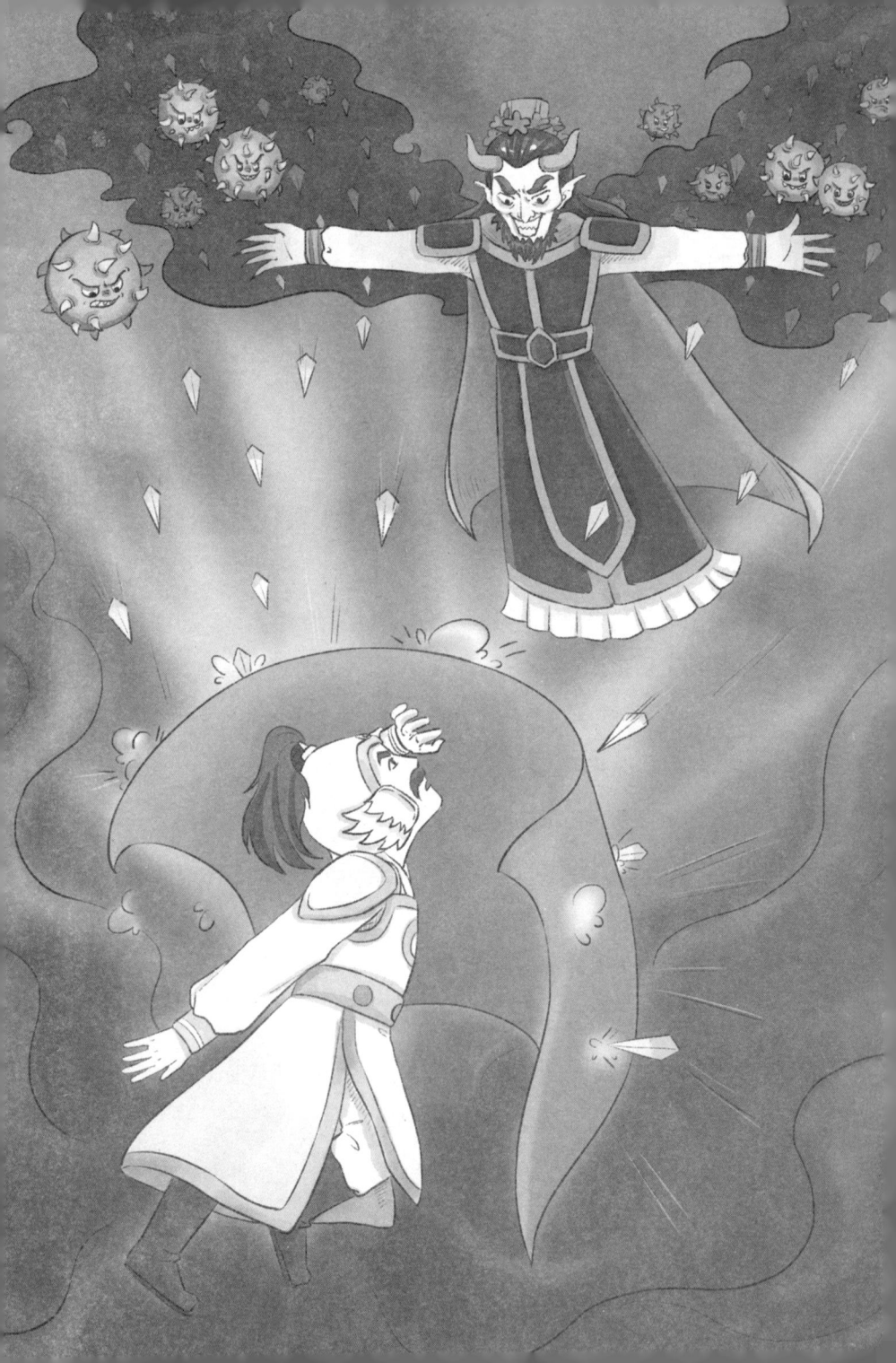

"那我说说规则，其他人都不能参战，就咱们两个单独打！"将军鼓起勇气，望着黑色魔王。

"没问题，我的手下败将！"黑色魔王狞笑着，不屑地看着将军。

"将军，单独打，我赌你一定能打过这个魔王。"小茯苓说，"相信我，我从来没有赌输过！"

"我也相信，将军，她的预感很准的！"田小七很赞同。

将军望着小茯苓，突然被注入了一股自信，他昂起头、挺起胸，拿起大刀，准备迎战。

黑色魔王飞到了半空中，将军也飞了过去，两人就在空中飘浮着、对峙着。

"你胆敢来挑战我！"黑色魔王大笑道。

"哼！打完之后你就会哭着求我，但我绝不会放过你！"将军大笑一声，"废话少说，准备接招吧！"

黑色魔王挥舞着双臂，呼唤出刚才的两片乌云，并念着咒语，两片乌云中的一个个花球竟变成了一道道利刃，带着凶狠的寒光，直刺向将军。

将军将斗篷往空中一甩，化成了一个巨大的坚硬盾牌，这盾将无数道利刃挡在外面，利刃一接触盾牌便化为灰烬。

"这是什么宝贝？"毛毛惊叹道。

黑色魔王见状，突然转过身去。

"田小七你看，将军打败了这个黑色魔王了！它要逃跑了！"但小茯苓的话还没说完，黑色魔王的背上已经生出一个巨大的旋涡，高速旋转着。

"毛毛，千万别看！"小茯苓预感不妙，赶紧提醒毛毛。

但已经晚了，毛毛紧紧盯着这个巨大的旋涡，立刻被一股神秘的力量吸引着，不由自主地往旋涡深处走去。

田小七上前使劲拉住毛毛，但他的力气已经远远不够，药公公、药婆婆赶紧一起拉住毛毛。

将军见状，用力甩出自己手中的刀，这把大刀也飞速旋转着，生出无数把小刀，环绕四周，形成一个密布的刀阵，一起向旋涡中心飞去。

黑色魔王感觉背后寒风阵阵，回头看到这大刀阵仗，顿觉寒毛竖立，赶紧关闭旋涡，就地一让，躲过刀阵。

这大刀接着旋转返回，又回到了将军的手中。

"这个将军虽然看起来挺自负的，但确实身手不凡。"小茯苓看着将军与黑色魔王之间激烈的战斗，突然对将军生出几分敬佩。

"那是肯定的，人家说了自己是将军，岂能浪得虚名！"毛毛笑着说。

几招下来，黑色魔王并未占到半点便宜，顿生诡计，口中念念有词，召唤乌云，瞬间无数个可怕的花球从不同方向飞

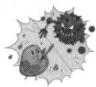

来，汇成一个巨大的花球，生出两只恐怖的眼睛，恶狠狠地盯着将军，飞出无数个飞虎爪，带着快速旋转的利刃，仿佛要把一切绞碎！

这一招着实让将军也吃了一惊，可谓独虎难敌狼群，他下意识往后一退，却被一双手牢牢地托住。他回头一看，又惊又喜道："你怎么来了？"

声东击西

来者并非他人，正是军师，军师微微一笑说："将军，恕我来迟！"说完便回头对部队大声命令："跟着将军，打败敌人，保护城堡！"

顿时，部队中军声四起、喝令不断，将军回头看了一眼浩浩荡荡的部队，大喝一声："雁阵队形，听我指令。"然后将军意味深长地看了一眼军师，军师心领神会。

将军站在前方带领着，身后的部队快速形成雁阵造型，迎接着巨大的花球。部队最前方的是杀手部队，他们身形敏捷、出手极快，所到之处，花球被杀得七零八落，杀出了一个巨大的豁口。

部队的后面是一个个大胖，他们形成一堵厚实的墙，甩出无数个触角，不断吞噬着花球飞散的碎片。

黑色魔王见势不妙，想趁混战之机悄悄溜走，却听到身后有人大喝一声："快投降吧！你逃不走！"

黑色魔王定睛一看，将军不知道什么时候站在了他的身后，他大吃一惊道："你？你不是在那边吗？"

"哈哈！你可看清楚了，那是不是我？"将军哈哈大笑，黑色魔王看过去，哪有什么将军，那里只剩下两支部队在厮杀。

"这叫声东击西！"药公公不知道从什么地方冒了出来。

"我们专门来围剿你这个魔王！"将军大叫一声："吃我一刀！"说完，用力劈向黑色魔王，黑色魔王一躲，闪开了这一刀。

将军反手又是一刀，黑色魔王见躲不过，急忙拔出宝剑，挡住了这追过来的一刀。

"变身！"药公公大喊一声，与药婆婆在空中双掌相击，只见将军突然变成了一个巨人，黑色魔王见状大惊失色，转身逃走。

"心绪已乱、败迹已显，乘胜追击！"药公公大声喝道。

将军迈开步伐，追赶过去，虽然再次恢复了原状，但气势不减。将军一边追着，一边抛出手中的大刀，在空中画了一个完美的圆弧，快要落在黑色魔王的头上了。

黑色魔王甩出手中利剑，与大刀在空中相遇，兵刃相击，火花迸溅，但难以分出胜负，各自返回，一白一黑，怒目相望，如两座雕塑。

将军手握大刀，凝神聚力，只见刀上竟然生出许多火球，将这把大刀烘托成一把熊火之刀。

黑色魔王将剑举向前方，以指抵剑，仿佛要把魔法赋予其上，瞬间冰霜覆上，顿时变成一把冰光之剑。

随着将军大喝一声，黑色魔王也声嘶力竭地喊叫着，纷纷抛出了手中利器，熊火之刀与冰光之剑再次相遇，熊火之刀射出无数个火球，红色渲染了整个空间，冰光之剑则射出不计其数的冰球，冰火相见之处，碎片四射，一时间分不出胜负。

将军见状，运足气力，伸掌将元气输于刀上，熊火之刀顿时变亮了许多，也变大了许多，冰光之剑渐渐处于劣势，突然抽身而出，回到黑色魔王手中，于是熊火之刀乘胜追击。

黑色魔王手握冰光之剑，向空中熊火之刀劈去，同时口中射出一道冰霜，竟将这把刀牢牢封在冰霜之中。将军大吃一惊道："坏了，中计了！"赶紧口中念念有词，吐出一个巨大的火球，想以火球熔化冰霜，无奈冰霜无比坚固。

黑色魔王见状狞笑着，忽然吐出一道冰霜，直射向将军。

药公公对药婆婆大喊一声："药婆婆，快来相助！将咱们的元气注入将军身体内。"

只见两人四掌相对，射出一道光芒，这道光芒冲入将军体内，将军瞬间像被注入了一股巨大的力量，再次吐出一个更加巨大的火球，四周烈焰汹涌，大口吞噬着冰霜。

黑色魔王一惊，急忙再次吐出一串冰霜，但冰霜遇到巨大的火球瞬间消失，熊熊燃烧的火球熔化了冰霜，然后烧向黑色魔王。

黑色魔王来不及收剑，见状不妙，急忙逃走。

将军也收起刀，大踏步追赶上黑色魔王，举起大刀，想要一刀结果了这个作恶的魔王。魔王突然一个扭头，变出了另一副面孔，这副面孔竟让将军大吃一惊，手停刀落。

趁火打劫

　　小茯苓看过去，那黑色魔王竟然变成一个少女，伏在地上，一只白皙瘦弱的胳膊撑在地面上，一只胳膊捂住胸口，似弱柳扶风，眼中含泪，梨花带雨，楚楚可怜，将军愣在原地，一时无法下手。

　　"将军，别被它蒙骗了！"小茯苓冲着将军大喊道，她怕将军心生怜悯。

　　"这……分明是一个弱女子！"将军倒退一步，不知道该相信谁了。

　　"将军，这可不是什么弱女子，这是那个狡猾的黑色魔王！"小茯苓着急了。

　　"将军，奴家本就是一个弱女子，刚才分明是那个魔王偷偷进入了我的身体，到处作恶，现在它逃出了我的身体，是它做的坏事，不是我，你可不要伤害无辜呀！"这少女紧蹙眉头，抚着胸口，柔柔软软的模样令人怜惜。

"我……"将军一时不能明辨，不知道如何是好。

小茯苓计上心头，心生一计，默默从地上拾起大刀，向这个弱女子使劲全力砍了过去。

只见地上那弱女子先是不断颤抖，可怜巴巴地看着，就在这大刀马上要砍上的时候，突然间，楚楚可怜的眼神化为凶狠的眼神，口中吐出一道冰霜，将小茯苓化为一座冰雕。

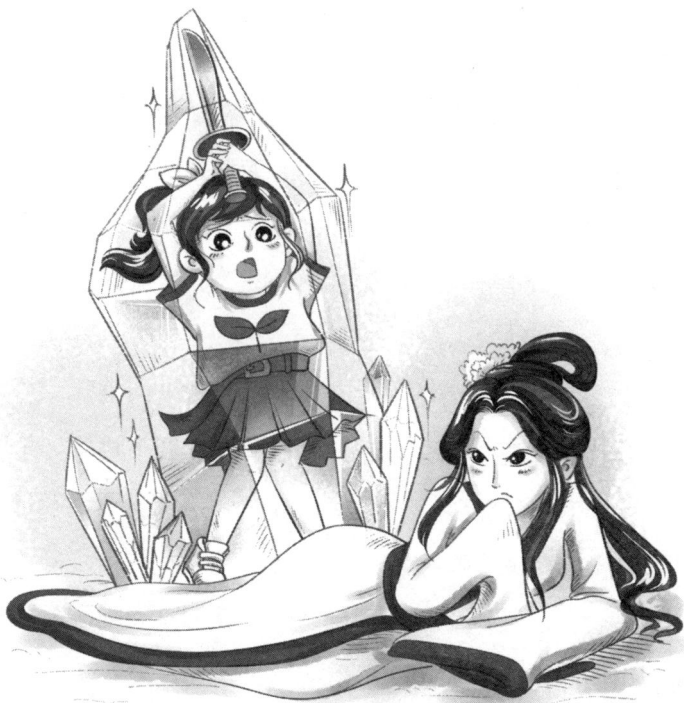

弱女子冷笑一声，嗖地一下，重新变成了那个黑色魔王，"都怪你这个丫头多事，你就永远待在那里吧！"

"小茯苓！"田小七大喊一声，冲向了小茯苓。

将军大吃一惊，心中一颤，这才意识到刚才的确是中了黑色魔王的奸计，醒悟过来，赶紧定神，准备拾起大刀，再次进入攻击状态。

黑色魔王趁将军神乱之时，已将一道道冰霜再次射向将军。

说时迟，那时快，杀手部队已经赶到，共同举起手中大盾，围成一个巨大的屏障，挡住了这暗中飞来的冰霜。

黑色魔王见大势已去，仓皇逃走。将军拾起大刀，追赶上黑色魔王，不再犹豫，举起大刀，刀落之时，只听一声惨叫，黑色魔王被这把大刀拦腰砍成两截。

将军斩杀了黑色魔王，大喊一声："斩草除根，不留后患！"接着，他冲着小茯苓吐出一个火球，将小茯苓身上的冰霜化掉了。

花球们见魔王被斩杀，顿时乱了阵脚，四下逃窜，杀手部队与大胖们相互配合，一边杀、一边吃，四处充斥着花球的嚎叫，弥漫着花球的碎片。

不一会儿，战场上的杀手部队和大胖们就取得了绝对的优势，可怕的花球渐渐被消灭了。

"怎么样了？"毛毛的声音传来，"你们一直不出去，怎么样了？"

田小七定睛一看，毛毛着急地从一个圆圆的物体中钻出来，接着，林夏夏也钻了出来。

"毛毛，咱们胜利了！"田小七兴奋地说。

"那我们错过了什么？"毛毛摆摆手，"错过了什么？你们为什么不出去叫我？"

"小茯苓，到底发生了什么？"林夏夏也问。

"发生了什么？我好像失去了一段记忆，只记得刚才黑色魔王袭击了我！"小茯苓也恢复了意识。

"都怪我！我差点被黑色魔王给骗了，我真的以为是一个弱女子呢！"将军有些懊悔，感觉对不住小茯苓。

"将军，我也差点被骗了，刚才只是想去试探一下。"小茯苓安慰将军。

"虽然险胜，但敌人真的很是狡猾！"田小七擦了擦额头的汗。

"敌人是趁火打劫，如果我们对敌人产生怜悯，就会功亏一篑（kuì），这是战场上的大忌，一定要乘胜追击！"药公公看着这个将军，放心不下。

"你这个将军，以后一定要听人劝，不要那么自负。"药婆婆继续教导将军，她也不放心。

将军虽然表面上听着，但掩盖不住一脸的不服气。

"将军，我认为药婆婆说得对，你要做好将军之职，既不能不及，也不能太过。"药公公继续说道，他们是真的不放心将军呀。

"好了！军师！快送客！"将军回过头，四处找军师。

"这就是我奶奶免疫系统的指挥者吗？我真的很担心呀！"小茯苓一脸惆怅，低声问药公公。

药公公笑了，"你还挺聪明，居然猜出来了。他管理着你奶奶的免疫系统，但若管不到位病毒就会占据优势，管过了就会对自己造成伤害！"

"管过了还不行？"毛毛不信。

"毛毛，刚才发生的一切你都忘记了吗？刚才那支杀手部队不是也曾对自己人下手吗？咱们的免疫系统需要有一个平衡，弱了会遭到病毒、细菌的入侵，强了会对自身造成伤害。"小茯苓看着毛毛。

"我想起来了，总之免疫系统过强也不好，最好是不强不弱。"毛毛这次听明白了，转头对小茯苓悄悄说："小茯苓，我看这位将军真不是听劝的主呀！以后不知道会惹出什么麻烦呢！"

殊不知，将军的耳朵无比灵敏，听见了这话，顿时大怒，大喊道："来人，给我杀了这个毛孩子，让他再胡说八道！"

走为上策

"走为上策，快带他们走吧，要不他就要被将军就地正法了！"药公公提醒军师。

"将军息怒，我这就赶走他们！"军师见状，赶紧拦住将军，匆匆带着小茯苓他们离开了。

走远了，毛毛这才松了一口气，擦了擦头上的汗，忍不住吐槽道："军师，我看你也算是个明白事理的人，但是你为什么要辅佐这位将军，他那么冲动，总是砍砍杀杀的！"

"孩子，这个可不是我能决定的，辅佐将军是我一辈子的使命。"军师缓缓地说，"其实我们将军也挺好的，就是脾气有些暴躁，眼里容不得沙子，一定要彻底清除入侵者，无论是付出什么样的代价。"军师无奈地说。

"可是，军师，我爸爸说，如果能清除入侵者固然好，如果清除不了，我们还有一种生存状态是与敌共存，千万不能鱼死网破。"小茯苓想起了爸爸的话。

"可我们将军的要求是一定要彻底杀灭敌人，哪怕付出再惨痛的代价！不是敌人灭亡，就是我们阵亡！"军师长长叹了一口气，他不知道今后还会遇到什么事情。

"得找人劝劝他，万一控制不住，就会自相残杀！"小茯苓想起经历的事情，不觉暗暗担心。

"希望每次出现问题都能遇到你们，还有药公公和药婆婆！"军师又说："但是不一定每一次都这么幸运！"说完，禁不住叹了一口气。

"我说军师呀，你也别叹气了，快考虑一下我们怎么出去吧？"毛毛想赶紧离开这里。

"我也不知道，关键是真没有人进来过，你们是头一回。"军师无奈地摊开手。

"怎么没有人问问我药公公！"药公公的八字眉又往外一撇，好像又有主意从他那圆圆的额头里冒出来了。

"公公，快告诉我！"毛毛欣喜地摇着药公公的胳膊。

再一次听到"公公"这个词，药公公又生气了，八字眉立刻倒立了起来，甩开毛毛的手，对药婆婆说："丫头，咱们走！"说完，就要离开。

"别着急。"小茯苓赶紧拦住药公公，一顿猛夸："药公公，您千万别在意，这天底下没有比您更加厉害的人了，不对，是没有比您厉害的中药了！"

药公公在这顿猛夸下，脸色渐变，悠悠地说道："有一个地方，可以回去试一试！"

"什么地方？"毛毛问。

"出发之地，乃归去之地！"药公公八字眉又开始动起来。

"别啰嗦（luō suo）了，快说哪里？"毛毛来了精神。

药公公瞪了一眼毛毛，并不理会他，问小茯苓："你们进来的时候，是不是遇到很多刷子？"

"你怎么知道的？"毛毛惊奇地问。

"回到那个地方，你们会找到答案的！"接着，药公公笑着对药婆婆说："丫头，咱们的使命完成了，快走吧！"说罢，药公公和药婆婆便一起消失了。

"他们去了哪里？"毛毛不禁问道。

"他们任务完成了，自然就会消失，虽然模样都不相同，但每次都是这样。"军师喃喃自语，转头望向小茯苓说："那个地方，我带你们去！"

军师走得很快，小伙伴们赶紧追在后面。

毛毛的鞋跑掉了，他赶紧弯下身子提鞋，直起腰的时候，突然又听到一个非常熟悉的声音，转头一看，一个可怕的花球带着幽暗的寒光，像幽灵一样闪了一下，又迅速消失了。

"快看！那个入侵者又出现了！快打死它！"毛毛大喊着，但等到军师他们注意到的时候，花球早就消失不见了。

"怎么办？它跑了！它会不会再去伤害小圆、大圆他们？"毛毛着急地大喊。

"毛毛，你别担心，还有大胖他们呢！"小茯苓安慰毛毛，其实她也隐隐地担心。

"没有办法，我们要学会与入侵者共存，一旦它们破坏我们的身体，只有靠我们的免疫系统了！"田小七无奈地说。

"药公公和药婆婆也功不可没。"毛毛说。

"的确，但是我们的免疫系统也很重要，我爸爸说过正气存内，邪不可干。"小茯苓想起了爸爸的话。

"那就是靠你们喽！但你一定劝住那位将军，千万别过度反应啊！不要搞自我破坏！"毛毛盯着军师，期盼他答应。

但军师没有回答，默默地继续往前走。

"妈！妈！您醒过来了吗？"随着邱爸爸的呼唤，奶奶慢慢睁开了眼睛，她轻声说："我好像听到了小茯苓对我说'奶奶一定要坚持住，一定要坚持住！'小茯苓在哪里？我要见她！"

"邱老师，一切指标都正常了，奶奶没事了！"小张兴奋地说，但邱爸爸仍旧神色凝重。

"小茯苓，你们怎么出来呢？"邱爸爸焦急地对奶奶说，好像在自问自答，又好像在问谁？

"邱老师，您在跟谁说话？小茯苓他们在哪里？"小张有点害怕，见老师的言行有些奇怪，他拽了拽老师的手。

邱爸爸突然醒悟过来，不能当着小张的面对小茯苓说话，这样会吓到他，于是解释说："对不起，小张，我太想念孩子了。"

小张看着老师，既熟悉又陌生，他不知道该说什么好，但是隐隐感觉到老师有什么事情瞒着自己。

"就是这里！"军师指着进来的地方，巨大的刷子依旧翻滚着。

"你说这个东西能把我们送走，别真的把我们送走了！"毛毛看着翻滚的毛刷，担心极了。

军师什么也没有说，他摸索着，好像触碰了什么开关，这些巨大的刷子停止翻滚，"孩子们，你们上去吧，一会儿我打开开关，巨大的推动力会把你们送出去！"

田小七点点头跳了上去，林夏夏有些害怕，但握着小茯苓的手也跳了上去，只有毛毛不太相信军师。

"小胖子，你要是真担心，干脆就留在这里吧！"军师看出毛毛的担心。

"我才不会留在这里呢！我毛哥豁出去了，必须要离开这个古怪的城堡！"毛毛赶紧跳上了刷子。

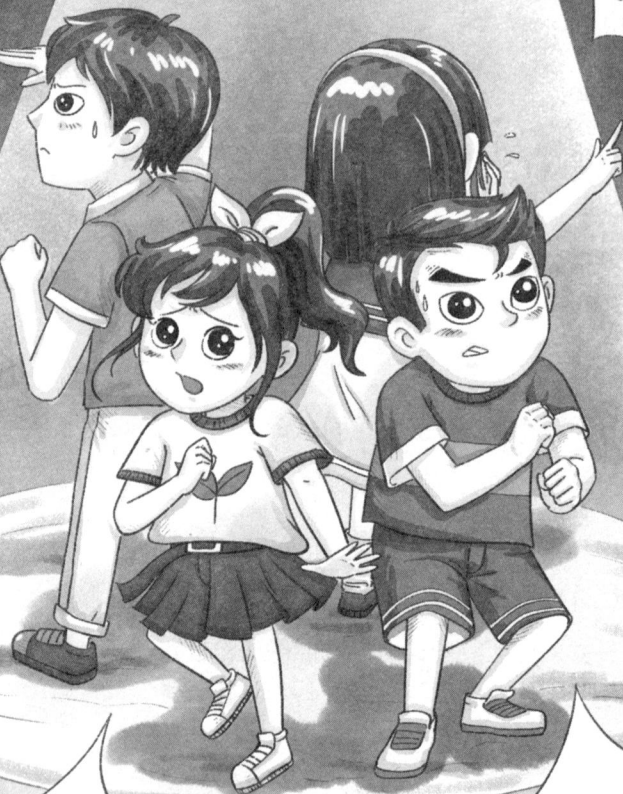

"你们好好保重，军师，你要时常劝着将军，让他别着急，一定要守护好这座城堡！"小茯苓回头看着军师，突然产生了一丝担忧。

军师点点头，但没有说话，他低下头摸索着开关。

"军师，对了，代我向将军……"毛毛的话还没有说完，军师就已经触动了开关，巨大的刷子再次快速地翻滚起来，随着一声声的尖叫，小茯苓他们被一股巨大的力量推了出去。

眼前的景象在不断变化，他们突然进入一个黑暗的世界。

"这又是哪里？"毛毛惊恐地望着这个黑暗的世界，"小七，这是哪里？这难道又是谁的身体？"

"我感觉这不是在身体里，谁会有这样的身体？"小茯苓不信。

"我觉得也不是！谁的身体会这样黑暗，一点光都没有！"田小七看着这黑暗的世界，充满了迷茫，他也没有发现光源。

突然，一声凄厉的惨叫声传来，这是谁的声音？他们回到现实世界了吗？这个神秘的地方是哪里呢？请跟随小茯苓他们继续探险，开启"蓝色拯救行动"。

后记

假如你就是那座城堡的主人，看着这些努力的生产者和保卫者，你还有什么理由吃不健康的食品、养成不健康的习惯、糟蹋自己的身体呢？

我们的身体每次在遇到危急状况的时候，都会拼上全部的努力！每个细胞都会贡献出自己的生命！我们还有什么理由不好好爱护身体而去伤害身体呢？让我们戒除暴饮暴食、熬夜、酗酒、抽烟等不良嗜好，好好爱惜这个为我们拼命抗争的身体吧！

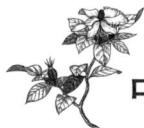

中医药小课堂

中药在流感中是如何发挥作用的

在流感的治疗中，中药并不是简单地通过抗病毒发挥作用，而是通过调节人体的免疫系统，使之恢复正常，从而加强消灭病毒的能力。中医学理论认为，正气存内，邪不可干。正气类似于人体的免疫系统，邪气类似于病毒之类，如果免疫系统处于正常状态，就会及时消灭病毒等入侵者。因此免疫系统是人体重要的作战力量，但免疫功能需要保持一个平衡，太过和不及都会对身体造成影响。因此，任何药物都不是万能的，最终发挥作用的还是人体的免疫系统，所以请一定爱护和保护好我们的身体！

图书在版编目（CIP）数据

未知的使命 / 朱姝著 . -- 北京 : 中国医药科技出
版社 , 2025. 9. -- (中医药世界探险故事). -- ISBN
978-7-5214-5375-1

Ⅰ . R2-49

中国国家版本馆 CIP 数据核字第 2025MA3431 号

美术编辑　陈君杞
版式设计　古今方圆

出版　**中国健康传媒集团** ｜ 中国医药科技出版社
地址　北京市海淀区文慧园北路甲 22 号
邮编　100082
电话　发行 : 010-62227427　邮购 : 010-62236938
网址　www.cmstp.com
规格　880 × 1230 mm $\frac{1}{32}$
印张　5 $\frac{3}{4}$
字数　108 千字
版次　2025 年 9 月第 1 版
印次　2025 年 9 月第 1 次印刷
印刷　大厂回族自治县彩虹印刷有限公司
经销　全国各地新华书店
书号　ISBN 978-7-5214-5375-1
定价　25.00 元

获取新书信息、投稿、
为图书纠错，请扫码
联系我们。